中醫大師教你 9招斷病根

中醫大師
沈氏女科第十九代傳人 ｜ 沈紹功 著

序
Preface
防治未病才能不得病

　　無論是在門診中還是生活中，總有人問我：「沈老，你都快80了，身體還那麼棒，氣色也好，是不是有什麼獨家的養生秘訣？能不能和我們分享分享？」還有些朋友很有想像力，覺得我們中醫一定有只給自己吃的「傳家寶」，因此總有人向我尋求他們夢想中的『靈丹妙藥』。

　　我經常笑著對他們說：「秘訣不是沒有，不是靠什麼『靈丹妙藥』，其實最重要的還是要靠日常的養生。」

　　這句話是我的心裡話。我們中醫和大多數人都一樣，也吃五穀雜糧，偶爾也會生個小病，只不過我們會通過養生保健的方式，來維持自己身體的陰陽平衡，呵護自己的五臟六腑，調整自己的心態和情緒，讓自己遠離大病，延年益壽。說白了，就是通過養生的方式來「防治未病」。

　　凡事都是因果關係。從醫學上看，病是什麼？病就是「果」，你長期的錯誤習慣和生活方式是「因」。沒有那個「因」，也就不會結出生病的「果」。是不是這樣？簡單地說，如果你今天睡覺時被風吹著肚子了，第二天你就會腹瀉，這是很明顯的因果關係。

　　但是有一些因果關係並不明顯，或者很多人根本沒注意到，這就是我在這本書裡要講的。你在生活中養成了種種習慣，這些習慣就像潛伏在身體裡的毒素，一天兩天看不出來，但是毒素累積越來越多的時候，就發展成了病。難治的慢性病、婦科病、癌症等很多病都是這樣來的。

　　還有一些人，明明知道有些飲食習慣、生活方式不好，不適合自己，卻把控不住自己，這就是在「找病」。我常說「你不找病，病不找你」，就是這個

意思。「防治未病」其實就是讓各位把生病的「因」去掉，讓你真正從源頭之處遠離疾病。

自沈氏女科創立以來，歷代傳人都講究「防治未病」的養生之道，在看病救人之餘，不遺餘力地向社會大眾傳遞這種正確的養生觀念，也收到了正向的反饋，建立了很好的口碑。

為何「防治未病」有如此突出的效果？大家要從兩個方面來看：一方面，「防未病」的重點在於通過養生手法來調理身體，保持身體的氣血暢通、陰陽平衡、五臟強健，只有保持良好的身體狀態，才能有強大的免疫力來對抗疾病的侵襲。

另一方面，「治未病」的重點在於通過養生的手段來預防疾病的發生。例如，肝氣鬱結的女性，表面上看只是肝氣不順、鬱結於肝，但是從長遠來看，長期肝氣鬱結會導致乳腺增生甚至癌症的發生，一旦到那個時候，病就變得十分難治了。所以，養生保健亦有「治未病」的功效。

中醫養生就是這樣，道理並不難懂，各位只要認真讀、好好學、多練習，就能學到不少中醫養生的原理和方法，體會到袪病強身、延年益壽的快樂。

中醫有幾千年的歷史，博大精深，中醫養生的方法有很多種，包含食療食補、推拿刮痧、針灸艾灸、意療體療等多種方式，針對性強，既安全又有效，對人的副作用小，這是全世界公認的。

每年，我都能接觸到從世界多個國家前來學習中醫的學生，他們本著興趣而來，卻在這裡發現了中醫驚人的效果，相信他們會把中醫發揚光大，造福全世界的人民。

所以，我常常對我的患者以及身邊的親朋好友說：「你與其等到自己生了病再去醫院排隊就醫，不如多想想如何才能不生病。其實做法很簡單，就是平時跟著中醫學一些養生保健的方法，防治未病，強身健體，這才是讓你真正遠離疾病的關鍵所在。」

沈氏女科的全稱是上海大場枸橘籬沈氏女科，從明朝初期至現在，世代懸壺濟世，傳承21代，至今已有600餘年的歷史。從第18世傳人沈祥之先生起，沈氏女科在保持治療女子疾病這一強項之外，擴大了治療範圍，男女均治，涵蓋兒科、外科、腫瘤、皮膚、骨科、肛腸、五官等各科，已發展成為全科中醫。

　　在這本書裡，我根據自己的經驗，向各位讀者講解了諸多疾病的成因及預防之道，並把沈氏女科600多年來積累的一些經驗和養生方法送給大家。希望我的這本書，能幫助大家從錯誤的生活方式中走出來，對健康多一分的關注，你將會收到十分的回報。

　　我相信現在的人都追求工作好、形象好、學習好、家庭好、感情好、朋友好，但沒有身體健康的保障，其他再好也像沙子堆成的城堡，一碰就倒。

沈氏女科第19世傳人

中醫科學院主任醫師

沈紹功

目錄

第一章

現在的人，為何疾病纏身？

・ 第三章 ・

家有遺傳疾病，更要多注意

照顧孩子，父母常犯的錯誤觀念

第一章

現在的人，為何疾病纏身？

病，大多數都是你自找的

> 現在的人，吃得好、玩得好，各種生活條件都好了，醫療技術水平也先進得多了，本該活得更健康，但事實卻並不是這樣。從醫50多年，我的感覺是現代人的健康水平越來越差，甚至可以說是「疾病纏身」。

 ## 1 很多人想養生，但卻不小心「養了病」

現如今，養生已經成為社會大眾的熱門話題，不僅中老年人對預防保健如數家珍，能隨口說出一些古今名方，好多年輕人也開始講求科學飲食鍛鍊，將養生列入自己的日程安排之中，有點「全民養生」的感覺。

但是你可知道，很多人自以為是在養生，其實卻是在「養病」。舉個例子你可能更好理解。有個很受老百姓歡迎的養生節目，曾推出一款以薏米來祛濕健脾的食療方，效果非常好。但這並不代表所有人喝了都有效，我就遇到過一個不適合的案例。

我的這位患者是個中年女性，她描述說自己最近經常胃脹，尤其是晚飯後更嚴重，時不時還頭暈，大便稀。我看了看她的舌頭，舌苔白而水滑，右手脾胃脈沉滑，這是脾胃虛寒，水濕停於胃。詢問之後我得知，一個月前她婆婆看了這個養生節目的薏米食療法，之後就每天熬薏米粥，這位女士心想婆婆難得

這麼疼自己，那就多喝點吧，但沒想到婆婆的好意卻適得其反。

其實薏米生用是偏寒涼的，這位女士本來就脾胃虛寒，吃了生薏米豈不是寒上加寒、雪上加霜！我給她開了一劑苓桂朮甘湯，並勸她暫時不要喝薏米粥，以後想喝也一定要用炒薏米，炒過的薏米就不會那麼涼了。

前兩天有位中年男士來找我，進門一看架勢就是位大老闆，他說他的問題是覺得渾身沒勁兒，最讓他想不通的是吃了那麼多補藥，反而更難受了。高麗野山參、北海道海參、青海蟲草、東北人參……補藥吃遍了也沒見一點兒好轉。我看他面色黃暗發黑，舌苔白膩，脈沉滑。這說明他的病並不是因為虛導致的，而是因為濕，中醫講「脾主肌肉」，濕阻礙了脾的運化，他自然會渾身沒力。

這位老闆每天大酒大肉，再加上各種上好的補品，不僅沒補進去，還對脾胃造成了極大的負擔，脾運化無力就生濕，濕堆積起來又妨礙脾，最終成了惡性循環。中醫講「閉門留寇」」就是這個道理，濕氣就相當於一個進了你家的賊，你不去把賊趕跑，反而關起門來盡心盡力地侍奉他，你說你能好過嗎？久而久之不僅會出現身重乏力，如果體內代謝廢物排不出去，三高、脂肪肝也就找上門了。

這就是典型的補出病的例子。現代人普遍攝入營養過剩，還要用黃芪、枸杞、阿膠等補氣養血，卻不知道自己的脾胃已經無法承擔這麼重的負荷。身體好不好其實不在於你吃了多少，而在於你消化和吸收了多少。

藥食同源是沒錯，但也要分清楚是否適合自己再下嘴。比如，秋季天干氣燥，應該多吃梨和百合，但痰濕咳嗽的人一定不能多吃；阿膠養血，但脾胃虛弱的人容易滋膩礙胃，而且月經期間更不宜多服；黃芪（黃耆）補氣，但氣血不虛的人久服則容易上火。所以在制定自己的食療法時，並不是說你看到了電視臺、網上哪個方子，覺得適合自己就照搬使用，最好能夠諮詢一下醫師。

其實只要你能「管住嘴邁開腿」，疾病就會離你遠遠的。雖然我說「邁

開腿」，但也不能過度運動。古人講「生病起於過用」，我就見過不少因為運動過量而生病的案例，有因為汗出過多導致心悸氣短的，有打羽毛球久了導致跟腱受損的，還有踢足球久了導致腰頸膝踝都有問題的……這樣的例子層出不窮。

《黃帝內經》說「故智者之養生也，必順四時而適寒暑，和喜怒而安居處，節陰陽而調剛柔」，大意就是告訴我們，真正的養生就是順應四季，情緒平和，適度適量，不急不躁。只要找到適合自己的方法，「飲食有節，起居有常」，保證生活規律，就一定能養出健康的體魄。

最後，我要勸誡大家，一定不能道聽途說地養生，更不能盲目地養生，否則很有可能會背道而馳，養出一身的病。

2 40歲之後，大多數的病是還年輕時候的債

人到不惑之年，身體器官漸趨老化，各種急性慢性的病就開始出現在「朋友圈」。一方面大家都很害怕患上這些病，而另一方面又會充滿僥倖地想：我還年輕，身體還沒差到那個地步。

其實40歲以後，身體就開始走下坡路，如果年輕時過於放縱自己，有作息和飲食不規律、抽煙喝酒、房事不節等不良的生活習慣，這個時候你以前對身體的傷害就漸漸地表現出來了。

我有個患者小周，是一家企業的中層員工，前些日子單位做體檢，檢查結果著實把他嚇了一跳：在肝功能檢查報告單上，脂肪肝一欄從去年的輕度變成了中度，原來有些偏高的血糖如今到了臨界值，除此外尿酸值也微微超過了正常指標。

為了尋求中醫調理，他來到了我這裡。詢問之下得知，他平日應酬多，抽煙、喝酒、各種飯局都是常事，還經常和朋友們通宵打麻將。去年體檢時發現有輕度脂肪肝，當時醫師建議他少喝酒、多運動，配合清淡飲食。「我總認為自己還年輕，一點兒小問題沒多大關係，可沒想到問題越積越多，剛剛四十來歲就一身病。」看他一臉愁容，我便耐心地給他講解了一番。

　　其實人的身體就像一台機器，如果機器剛開始使用，你就注意定期保養，那麼這台機器肯定能用得久；如果總是等到機器壞的不能用了才修理，那麼這台機器肯定用不了幾年。人也是一樣的，年輕的時候不懂得保養，一過四十，身體就容易出問題。

　　我勸小周說，你現在還不太嚴重，如果從現在開始養成良好的生活習慣，身體還是有機會恢復的。臨走時我給他開了個方子讓他慢慢調理，並送給他十六字箴言：「清淡飲食、多做運動、戒煙戒酒、作息規律」。其實，這十六個字送給所有的中年人都毫不過分。

　　在這裡我還要送給年輕人一句話，來提醒諸位：40歲之後，大多數的病是還年輕時候的債。現在有很多年輕人日夜顛倒，饑飽無常，仗著年輕身體壯盡情揮霍，不懂節制。這樣生活下去估計不用到40歲就一身病了，實在讓人心疼啊。所以我只要見到不注意自己身體的年輕人，就會不厭其煩地拿各種反例來說服他們。

　　我這裡之前來過一個17歲的孩子，他一百八十公分的個頭，本來應該是個陽光少年，卻忍受著腰椎間盤突出的痛苦躺在家裡。他的病是由經常不分晝夜地坐在電腦前打遊戲引起的。第一次見他的時候他表情痛苦，腰板直硬，臉色發白。

　　我給他開了藥，做了幾個療程的針灸，他的腰就不疼了。臨走的時候我本來想再次囑咐他注意身體，沒想到他自己主動跟我說再也不玩遊戲了，還說一定會按照我告訴他的方法好好保養身體。不知道各位有何感想，一個不到20歲

的少年的身體，尚且經不住揮霍，更不用說中年人了。

其實我們的身體就像一顆電池，過度放電會對電池造成不可逆的損害，導致電池壽命縮短。很多年輕人就是在不停地過度放電，還沒有給身體好好充電就成倍地耗電，到40歲電池肯定提早老化，不出現問題就奇怪了。

所以一定要趁著自己還年輕，好好地蓄積能量。否則，當年借身體這個革命的本錢買來的瀟灑，總有一天會化作疾病來找你「討債」的。

3 種下錯誤的種子，生出了有病的果

食衣住行是生活的必備事項，但這些必備事項做錯了，也會給我們的健康帶來危害。

我們每天起床第一件事就是穿衣，但是我卻發現有好多人都穿出了病。如今年輕女孩們喜歡穿露臍裝、低腰褲，看著是美了，人卻也凍住了！這種著裝正好露出了小腹和腰，這兩個部位對女性很重要，子宮在小腹裡，小腹和腰受涼肯定會影響子宮。輕的月經不調、手腳冰涼，嚴重的甚至可能導致宮寒不孕。還有的年輕人，在冬天的穿的和秋天一樣多，覺得室內有暖氣就可以少穿點。可是總得出門吧，這一冷一熱交替容易感冒不說，時間久了還容易發展成鼻炎，更甚者關節如果受寒，小小年紀就得關節炎。

人是鐵飯是鋼，一頓不吃餓得慌。穿衣不當暫且說得過去，不好好吃飯可就太對不住自己的身體了！可是偏偏有不少人就是不好好吃飯。女性因為減肥，男性因為加班，總是有各種各樣不吃飯的理由。

最後導致的壞習慣就是飲食不規律，暴飲暴食、過饑過飽，還會導致營養不均，進食速度快，這些習慣輕的會引起慢性胃炎、胃潰瘍、十二指腸潰瘍

等，如果長期如此，嚴重的可能會引起消化道出血、消化道穿孔，危及生命。

比如，冷飲是挺好喝的，但現在的年輕一代幾乎在任何時候都離不開冷飲了。有人一邊吃著熱呼呼的火鍋，手裡還端著冷飲，這一冷一熱，胃肯定受不了。有的朋友甚至大冬天的也要天天吃冰淇淋，連人都嫌冷，你的胃能不怕冷嗎？這樣瘋狂地吃冰品，時間久了，消化系統也會被「凍」住，「凍」住了肯定就不能好好地消化吸收食物了。

還有很多你沒有留意到的，其實恰恰就是危害我們身體健康的細節。不光是吃喝，就連我們「住」的環境也會隱藏著健康的問題。

比如，現在我們在城市裡住的是樓房，很多人剛裝修好了房子，很開心，立刻就想住進去，這是不可取的。拋開化學物質不說，剛裝的房子肯定有濕氣還沒散發出去，還沒等濕氣散走就入住，敏感的人皮膚受到濕氣侵犯，肯定會患皮膚病。小孩子如果吸入了太多的有害氣體，也增加患上白血病的機率。

中醫有句話叫「溫度決定生老病死」，說的是溫度對身體健康的影響，用到住上，一點兒也不過分。在冬天，中國北方的樓房一般都是地暖或集中供暖，自家的暖氣就夠熱了，再加上樓上樓下的「夾擊」，家裡的溫度都快趕上夏天了。這麼高的溫度烤得家裡非常乾燥，最後全家人都被烤成了陰虛證，這種時候如果生病了就會比較難治。

幾十年前，中國北方很多人還住在平房，那個時候可不像現在條件這麼好，吃的樸素簡單，冬天大多是自己燒爐子。為了省一點煤、省一點錢，溫度一般燒得都不高。可在這樣的條件下，反而人的身體很好，得病的少。為什麼呢？因為室內和室外溫差不大，屋裡也不乾燥，人和自然「銜接」得就好。

我們再說說衣食住行裡的「行」。私家車現在已經很普及了，很多人只要一踏出家門就上了汽車，開車到公司又直接鑽進了另一扇門，每天都往來於門和門之間，腳在地上行走的時間屈指可數。這樣長期坐著很少走路，時間久了下肢的血液循環變差，年紀大一點就容易患靜脈曲張。不僅如此，長期坐著還

很容易傷害腰椎，引起腰椎間盤突出。

其實，在生活中的你沒注意到的，危害健康的細節、習慣還有很多，正所謂「種瓜得瓜，種豆得豆。」，你有什麼樣的不良習慣，就會引起什麼樣的疾病。趁現在還來得及，大家要儘早改正錯誤習慣，培養良好的生活習慣，「種」出一個健康長壽的自己。

☆小炷留燈，養生先養神

在生活中，很多我們注意不到的細節，都會對健康造成損害，這些看不到的損害日積月累，就會變成病，小病沾身放縱不管，隨著時間的推移會發展成大病，甚至是不治之症。所以這也是為什麼我希望你們能有意識地去養生防病。

很多人問我：「沈醫師，我現在既不懂食療也不會推拿，有沒有什麼簡單的養生方法呢？」其實方法還是有的，如果你身體目前感覺良好，只是想借助養生來維護自己的身體和健康狀況，那我首先推薦各位學會「養神」。

沈氏女科有600多年的歷史，我們先輩傳下來的一句話就是「養生先養神」。「養神」又稱為「養心」，因為心藏神明之故。內經所謂的「精神內守，病安從來？」說的就是這個道理，如果你的精神能做到平和、清淨、開朗，不受外界困擾，病就不會來找你。

中醫還強調「精、氣、神」是人生三寶，精充、氣足、神旺，是健康的保證；精虧、氣虛、神耗，人就會走向衰老，身體就容易受到病邪的侵襲。所以，養好「神」才是養生的正道。

不知道大家有沒有聽過「小炷留燈」這個說法。人的生命就像一盞燃燒的蠟燭，蠟燭燃燒得越旺，壽命就越短，相反，小小的火苗慢慢地燃燒，蠟燭就會燒完得更晚一些，人的壽命也會更長一些。其實「小炷留燈」說的就是「養神」的道理。

想讓「生命之火」不過早熄滅，就要學會省著用，不要把燈點得過亮。西方的醫學研究雖然和中醫的方式方法截然不同，但是有些結果卻不斷驗證著中

醫的思想。比如西方研究表明，人的壽命與呼吸頻率成反比，你呼吸得越慢，壽命就會越長，反之，你呼吸得越快，壽命就會越短。

比如龜這種動物，每分鐘呼吸不到5次，壽命可達幾百年甚至是千年，而我們人類每分鐘呼吸幾十次，壽命也就僅有幾十年至百年。

可見，「養神」既是防病、治病、康復的必需，又是延年、益壽、保健的關鍵。而「養神」最重要的一點，是要儘量讓自己靜下來，把呼吸的節奏放慢，這種放慢節奏的做法如同「小炷留燈」。那麼怎樣做才能減慢呼吸節奏，養好心神呢？我有一些建議，希望各位有心的人能夠採納。

1. 保持清淨

人的欲望越多，頭腦越混亂，思想越不可能保持安靜。對於年輕人來說，有追求有理想是好事，是人生進步的動力，但切不可被酒、色、財、氣、欲所困擾。儘量減少自己的欲望，保持思想上的清淨，不被浮躁的社會所影響。

2. 學會平和

人們情緒上的喜怒哀樂，都和健康密切相關：性急好勝的人容易患上心腦血管疾病、糖尿病、膽石病等；憂鬱、孤僻的人則易患潰瘍、癌症和神經官能症等。所以只有將心態保持平和，學會知足常樂，才不容易被外界事物困擾。不被負面情緒佔據，生病的機率就會降低。

3. 調節情緒

人要學會情緒上的節制、疏導和轉移。所謂節制，就是要控制自己的反應，遇到不好的事情時，不要發怒，遇到開心的事情，也不要過於興奮，大怒和大喜都會對身體造成傷害。所謂疏導，就是當你心情抑鬱、苦悶的時候，可以大哭一場或找人傾訴一番，把心裡的苦悶、壓抑發洩出來。所謂轉移，就是要學會調節自己的情緒，用散心、運動、藝術等方式來轉移自己的注意力，讓情緒從波動走向平和。

4. 注重睡眠

人在醒的時候，「神」棲息於眼睛，人在睡覺的時候，「神」棲息於心。睡不好覺，就等於無法讓心神得到充分的休息。保持好的睡眠，是「養神」的重要方式之一。如果你有條件，最好能睡個午覺，即使沒有條件，白天抽時間打個小盹，既「養神」也養眼。

5. 靜坐養神

在每天上午或下午，拿出一小時，閉目靜坐，摒除心中的雜念，也是非常「養神」的做法。你可以有意識地去感受自己的呼吸節奏，儘量放慢自己的呼吸頻率，放鬆自己的身體，從而實現靜養心神的目的。

以上所說的「養神」養生法，對任何人都是適用的，只需要把這些方法變成你自己的習慣，就能起到養生保健之功效。長期堅持，你會體會到那種身心合一的感覺，同時也會感到自己的身體正逐漸變得暢通、輕盈。

是什麼決定了你現在的健康狀況？

中醫講「腎為先天之本，脾為後天之本」，近來盛行的體質學說也經常講先天體質和後天體質，那麼先天與後天究竟指的是什麼？又是什麼決定了你現在的健康？

 ## 1 先天靠「底子」，後天靠維護

《黃帝內經‧靈樞》說「兩神相搏，合而成形，常先身生，是謂精」，這裡就是講父親的精子和母親的卵子相結合進而產生了我們，我們尚沒有成形的時候，「精」就已經有了，而這個「精」就是指先天，它被腎收藏著，所以稱腎為先天之本。也就是說先天是指從父母那裡繼承而來的某些東西，通俗地講就是父母遺傳給我們的基因。

如果你父母的身體好，你遺傳的基因好，在母親的子宮裡成長發育的狀況也好，那麼恭喜你，你的先天底子就很優秀。那麼後天是什麼呢？

人在出生後，從第一聲啼哭開始，肺泡打開，空氣進入呼吸系統；從張口吃的第一口奶開始，食物從食管進入到胃再到腸腑的消化系統。維持我們生長發育、新陳代謝的「後天」就開始不停不息地運轉了。從脫離母體開始，自己身體臟腑經絡的運轉就是後天，也就是說，除了父母給的，現在身體的狀況大部分都是後天影響作用的結果。

那麼有人就要問了，先天充足還好，要是先天身體就差，後天能養得過來嗎？我給出的答案是肯定的，我有位朋友的外孫女就是個典型例子。這位朋友的女兒懷孕的時候身體很差，外孫女出生的時候還不到四斤，剛出生就在醫院待了兩個月，出院後也是不怎麼吃奶。

　　他實在沒轍了就找到我，我給孩子開了一些中藥。小孩子吃中藥餵了就吐，吐了繼續餵，總有一口能嚥下去，連著餵了幾天中藥後，她竟然開始好好地吃奶了。等她再大一點能自己吃飯的時候，我看她長得瘦弱還挑食，便又給她開了四君子湯加減。連著吃了兩三年中藥後，她吃飯胃口大開，自此朋友一家再也沒有擔心過她的身體。現在，小女孩長得又高又結實。

　　直到現在，只要遇到體弱的孩子，我就會把後天維護的經驗推薦給家長。其實，後天維護的關鍵在於脾胃，脾胃強健吃飯就好，身體就有源源不斷的能量。維護脾胃有這麼幾條需要注意：首先，飲食不宜過飽，過飽則容易導致食積，食積則阻礙脾胃的消化；其次，寒涼的食物儘量少吃，寒涼也容易阻礙脾胃的消化功能；再次，儘量少給孩子用抗生素，抗生素也屬於寒涼性質，同時還會破壞孩子的免疫力。

　　這麼說來，先天底子好的人就能隨意揮霍了嗎？我的回答是否定的。父母給的底子是有限的，你不斷地用底子，又不好好地養後天，總有一天底子會被耗損至不足的。我就見過很多出生的時候身體很棒，但後天不注意養護，還總是過度消耗，導致長大了身體很差的人。

　　早些年我在上海的時候，有位朋友曾經是知名的足球運動員，在他年輕的時候我們就認識了，可以說他是我當時見過的人裡身體素質最好的一個。他的父母也是運動員，所以這位朋友先天的底子就很扎實，外加經常訓練和補充營養，後天身體條件也很出眾。記得當時我還曾開玩笑地對他說：「你這種身體，只要稍加維護，活到100歲都不用去醫院。」

　　可是人就是這樣，當你覺得自己身體好的時候，就很容易隨意揮霍。這位

朋友就是這樣，30多歲退役之後，他過著放縱自己的日子，每天都喝得醉醺醺的，也不再鍛鍊身體了。我每次看見他都會覺得他胖了一圈，我勸他要注意保養身體，他不以為然地說：「沒事，我這底子，好得很呢！」看他這麼自負，我心裡不禁更為他擔憂了。但是怎麼勸他也不聽，說多了他又感覺我很囉唆。

後來這位朋友搬到別的城市，我們聯繫的也就少了。我最後聽到他的消息，是他死於肝硬化，過世的時候還不到60歲，真是太可惜了。

人們常說「人的命，天註定」，其實並非如此。我行醫這麼多年，發現那些壽命長的，並不都是先天出色的人，而往往是精心維護自己生命的人。就單說糖尿病這種病，有人得了之後活不了多少年，但我認識一位老人，50多歲就得了糖尿病，一直忌嘴並堅持找我調理，照樣活到了90多，這不就很好嗎？

所以說，先天的「底子」我們是沒法改變的，因此後天的維護就顯得極為重要。底子厚實的不要肆意妄為，底子薄弱的也不要氣餒，維護好後天才是重中之重，是決定你現在健康狀況的關鍵所在。

2 別讓情緒左右了你的健康

除了你對身體的維護、保養以外，還有什麼因素能決定你的健康水平呢？我想說的是情緒，很多人都忽略了情緒對健康的影響。生活本是酸苦甘辛鹹五味雜陳，我們的情緒也會隨時跟著生活的跌宕起伏變化。看似小小的情緒，實則影響著我們的身心健康。

我們的心理活動，包括感覺、精神、情緒等，都是以機體生理活動為基礎的。《黃帝內經·素問·陰陽應象大論》中說「人有五臟化五氣，以生喜怒悲憂恐」。明確地指出我們五臟六腑的生理功能和心理是密切相關的，心理是

生理活動的結果，心理也會對生理活動產生一定的影響。比如，年輕人血氣方剛，脾氣暴躁，老年人血氣不足，多愁善憂。

除此外，內經還把人的情志因素和五臟具體聯繫起來，心在志為喜、肺在志為憂、肝在志為怒、脾在志為思、腎在志為恐。人的喜怒憂思悲恐驚七情在正常生理情況下，是人體對外界事物的反應，為正常的心理現象，不僅不會引起疾病，還有利於臟腑的功能活動，對於保持健康有著重要的意義。比如，喜能緩解緊張的情緒，使心氣調和，氣血調暢；怒則有發散疏泄的作用，可以幫助肝氣調達，防止氣血鬱滯。然而，一旦精神受到過度刺激、情志波動過於劇烈，超出了身體所能調節的範圍，勢必會發生心理生理功能的紊亂，造成臟腑功能的失調，此時七情就成為疾病的重要誘因之一，這就是我們中醫常說的七情內傷的道理。

具體來講，心喜太過可能引起心氣外逸不收，出現心悸、心煩，甚至心亂如狂。大怒傷肝，輕者面紅目赤，脅肋疼痛脹滿，重者橫逆侵犯脾胃，不欲飲食、嘔吐反酸。為什麼很多人一生氣了就不想吃飯，就是這個道理。

而悲憂太過會使肺氣憤鬱，出現乾咳、胸悶、氣短等症；思慮過重，最易傷脾，脾胃氣滯，會出現食欲不振，脘腹脹滿，甚至肌肉消瘦，《紅樓夢》中的林妹妹就是最佳寫照。驚恐太過則會使腎氣不固，嚴重者導致二便失禁，也可以出現心悸、氣喘、出汗、慌亂、身體不能自已，等等。

現在的人單純地因為某個因素而引發病症的情況比較少見，多數都是各種情緒相互摻雜在一起引發疾病。疾病產生的原理往往是因為男女離合、欲求不滿、忍辱負重、家庭不和等問題，要麼引起機能亢奮，要麼使得氣血不舒暢，導致焦慮抑鬱。

舉個真實的例子。有一個家庭由於父母的房屋拆遷得到補償款，鬧得大姐和弟弟之間成了仇人，更可氣的是這個弟弟有好幾年不讓大姐去看自己的媽媽，最後兩個人僵持不下，鬧到一個電視臺現場做節目去解決這些問題。他們

說的那些話真讓人難受，他們失去了理智，失去了親情，失去了友誼，失去了幸福。

這位大姐老是想不開，認為她應分到些房產錢，並且由於長期壓抑久而久之得了糖尿病；大弟不理解，認為已經給了她一些，不多給她是因為她出嫁了，房子是在她出嫁後所建，又是尊重老人的意願，她不應該再折騰。結果由於長期煩躁，長期抑鬱，這位大弟得了半身不遂。

這樣的例子真的很多，還有一個家庭，也因父母的財產分配鬧得兄妹、姐弟打架，甚至成了仇家，在我看來真讓人不解。你要知道，家人往往是你最應該珍惜的人，可現在的人對名和利看得太重，無論是在外面還是在家裡，都會因為錢、財產產生糾紛，對象可能是和自己最要好的朋友甚至是親人。

最重要的是，你因為一些事情、一些人際關係而導致自己長期活在壞情緒裡，最終的結果可能是不僅問題沒有解決，自己的身體也遭到了傷害，得了本不應該得的病，多可惜啊。

再遇到情緒發作之時，你就應該先想一想，暗示一下自己：我發脾氣會對身體不好；我所悲傷的事情終究不再屬於我；我想要的東西值不值得我放棄身體健康；家人的觀點也是很重要的，我要適當地聽一下……每個人都有自己的境遇和問題，事情發生的時候人人都會有情緒。我們不是要抑制情緒，而是要勇於面對它，學會自我疏導。有了這樣的自我疏導，情緒就能得到控制，不至於超出身體的承受範圍，健康就能得到保障。

3 關注如何治病，不如多去想怎樣不得病

在門診中，我經常會遇到這樣的患者，他們講起自己的病來頭頭是道，甚至連怎麼治療都能說得清清楚楚。遇到這樣的患者我經常會跟他們說，你把看病的任務交給擅長的醫師就行了，與其把心思放在治病上，還不如學習一下怎麼不得病。

在古代我們有個治未病的概念，古人對於治未病是非常重視的。《黃帝內經‧素問‧四氣調神大論》中說：「是故聖人不治已病治未病，不治已亂治未亂，此之謂也。夫病已成而後藥之，亂已成而後治之，譬猶渴而穿井，鬥而鑄錐，不亦晚乎。」大意就是講聖賢之人都是在還未得病或者病輕的時候就開始預防，如果等到生病了再吃藥，那就好比渴了才去挖井、開始打仗了才去鑄造兵器，這不是已經晚了嗎！

古人的治未病其實就是在教我們怎樣不得病。治未病包括兩個方面：第一是未病先防，在沒生病之前提早預防；第二是已病防變，在剛生病的時候怎樣防止病情發展。

未病先防其實就是我們現在經常聽到的「養生」。養生的大體原則是：一、安定情緒、精神愉悅；二、飲食有節、起居有常；三、房勞適度、動靜結合。具體說來，第一條就是告訴大家，在生活中無論遇到什麼樣的大起大落，都一定要保持心情愉悅，儘量避免情緒過度波動，以一個平和的心態去對待人生起伏。第二條告訴我們吃飯一定要按時按量，不可以飢飽無常，睡覺也要遵循自然的起居時間，不可以日夜顛倒。第三條講夫妻房事要適度，不可以頻繁耗損腎精；生活中要靜思與運動相結合，其實古人發明的太極拳就是個很好的動靜結合的運動。

但是，人吃五穀雜糧，哪有不生病的道理，就算是養生的再好，也會得個小病小災。而已病防變就是教我們生病了要怎麼做。已病防變是需要患者和醫師共同配合來完成的。

剛生病的時候，比較容易治癒，如果患者能夠注意修養身體，及早就醫，並且積極配合醫師的治療，是可以很快康復的。如果硬是把病拖到晚期再治，那就很難治癒了，甚至有可能再也不能治癒。所以病無論大小，剛開始就應當重視，否則由小變大，微而成巨，最終無藥可救。

就拿小小的感冒來講，如果平日裡注重養生，是很少會感冒的，即使感冒了也是很快就會痊癒的。但是如果平時身體就不好，感冒了還不趕緊治療，最終拖延成慢性支氣管炎、慢性肺炎，那就難治了。如果此時還不及時治療，再加上虛弱的身體無力抵抗疾病，那麼感冒發展成不治之症也是完全有可能的。

醫師和患者各有各的職責，醫師的職責就是攻克疾病、守護健康，而患者的職責就是休養生息、及早就醫。因此只要各司其職，我們就可以獲得健康的身體。生病了請交給醫師來管理，出院了要辛苦自己來保養身體。

我上電視節目，很多觀眾問我說：「沈老，平時也想保養一下身體，應該怎麼補、吃什麼？」其實這是一個很好的問題，因為我在前面說了，身體的健康是維護出來的，你只有在意自己的健康，才能讓自己遠離疾病。

不過，正如我在這一章開頭所講，養生保健要結合自己的實際情況，不要本著想養生的目的，最後養出一堆病來。無論是和老百姓交流，還是在醫院出診，都有很多人都覺得養生就是要「補」，吃一些中藥保健品，這種想法有對的一方面，也有錯誤的認識在裡面。有些人需要的不是補，而更重要的在於瀉。

關於中藥保健，我們沈氏女科提倡5個原則，希望大家能記牢：

原則1：補不盲目

身體見虛才能進補，你本來身體強健，一點兒虛證都沒有就不需要補了，

否則補大了體內氣血陰陽失衡，反而有害無利。

原則2：補勿過偏

中藥補虛需要辨證，分清氣血陰陽之虛，只有這樣才能有效地施補，而且最好是達到恰到好處的效果，否則補得過偏，對身體也會造成傷害。

原則3：盛者宜瀉

和過去相比，現在人吃得好、運動少，不少青年人、中年人脂醇充盈，痰濕皆重，體型肥胖，不虛反實，對於這類人群不能重補，相反更應該注重瀉實之法。

原則4：瀉不傷正

攻瀉之法要注意的是恰當地使用，你用過了肯定會傷你的正氣，不可急於求成，想著一瀉了之，追求立竿見影的效果是肯定會傷到身體的。

原則5：用藥緩圖

如果不是治病，只為養生保健、強身健體，使用一些針對自己身體情況的保健類中藥品並非不可以，不過要注意日積月累，緩圖收功，只是一朝一夕地使用是不會有太大效果的。

這五個原則，希望你能牢牢記住，遵循這些原則，掌握好養生的尺度和方法，會讓你離健康更近一些，離疾病更遠一些。

☆好用的養生中藥

我有不少患者朋友，特別是歲數大一些的人，都有類似的經歷，就是聽了商家的忽悠，買了很多亂七八糟的保健品，這個散、那個貼，不光花了不少錢，而且對健康還有損害。在這裡我首先要奉勸各位，千萬不要被市場上五花八門的廣告所迷惑，很多所謂的專家，不過是穿著白大褂的演員。真正有效的藥，一般的中藥房都能買得到。

在這裡，我給大家推薦一些常用的、有效的保健中藥，如果你瞭解自己的身體情況，並遵循我們上面講過的5個中藥保健原則，對症吃上一段時間，相信身體狀況會有所改觀。

1. 補氣類的中藥

人參補氣首選，有明顯的抗衰老保健作用。如有氣虛而又有火熱的表現，可改服西洋參，更為合適。

用法：可切薄片，每天咀嚼，或單味煎湯飲服。但要注意的是，每天總量不得超過3g。

黃芪有增強人體免疫力和抵抗力的功能，還能固表補氣，調節血壓。又寫作「黃耆」。

用法：可每週一次，每次100g燉雞湯喝。

茯苓富含多糖，有明顯的增強免疫力和抗癌的作用，又能養神安寧，利濕退腫。

用法：清代宮廷製成茯苓餅，並列作滋補佳品，也可以研成細粉，每天15g，煮粥常服。山藥含有澱粉酶和胺基酸，能健脾補肺，固精降糖，尤其適合

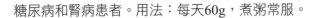

糖尿病和腎病患者。用法：每天60g，煮粥常服。

2. 養血類的中藥

熟地黃強心利尿，烏髮降糖，為養血生精的佳品。

用法：每天500g煎汁去渣，加入白蜜適量熬煉成膏，每次服2湯匙，每天2次。

何首烏養精血，強筋骨，烏髮，強心降脂，軟化血管，是保健的珍品。

用法：磨成細粉，每天30g，加入蜂蜜兌服。

龍眼肉養血安神，益智健腦。

用法：每天15g，加紅棗10g、白米60g煮粥食用。

阿膠含有多種胺基酸和鈣質，有生血止血的作用，是補血的佳品。

用法：每天食用6g。

3. 滋陰類的中藥

枸杞子滋腎補肺，平肝明目，防治脂肪肝，能促進肝細胞再生，對腎虧的人最為適用。

用法：每天15g，煮粥食用，或泡飲。

玉竹降糖強心，除煩止渴，陰虛內熱最適合。

用法：每天15g，煎水代飲。

黃精降壓消脂，既可健脾補氣，又能滋陰潤肺。

用法：每天30g，煎水代飲。

桑葚滋陰降壓，烏髮明目，陰虛眼花者最適合。

用法：500g煎水去渣，加入蜂蜜適量熬膏，每次2湯匙，每天分2次服用。

4. 壯陽類的中藥

菟絲子既能壯陽又能滋陰，溫而不燥，補而不滯。

用法：取250g泡酒，每天飲半兩至一兩。

肉蓯蓉素有「沙漠人參」之稱，壯陽溫補，強心降壓，又能通便，陽虛便

燥者最適合。

用法：每天100g加適量羊肉煮食。生杜仲補腎降壓，強筋壯骨。用法：每天15g，煎水代飲。

5. 攻瀉類的中藥

熟大黃清熱通便，解毒減肥。

用法：每天15g，合菊花泡飲。

決明子清肝明目，通便減肥。

用法：每天30g，泡飲。

桃仁活血化瘀，潤腸通便。

用法：每天15g，加米煮粥食用。

金銀花宣散風熱，清解血毒。

用法：每天10g，合菊花泡飲。

以上列舉了一些好用的養生保健類中藥，你可以根據自己身體的狀況來適當地使用。然而藥都有藥性，「是藥三分毒」，大家在使用時除了辨證以外，還要遵循我的中藥保健5個原則，適當即可，不要過猶不及。

第二章

五臟六腑的病，
管不住自己你怪誰？

心血管疾病是怎麼患上的？

在你「任性而為」的時候，殊不知病灶已經悄悄地「侵入」五臟六腑之中。無規矩不成方圓，無五音難正六律，五臟六腑自有要你遵循的「戒律清規」。

1 高熱量食物吃太多，痰濕瘀阻血脈

隨著我們的生活條件越來越好，飲食的種類和結構發生了很大變化。二十世紀七八十年代以前，大多數人的飲食還是以五穀果蔬為主，八十年代以後我們的食譜就漸漸豐富起來了，其中高熱量的食物比重增長很快，隨之而來的就是逐年增加的心血管疾病患者。

曾經有位40來歲的男性患者，因為在公司體檢查出了高血脂，便來找我尋求辦法。我在詢問病史的過程中，瞭解到他母親患有冠心病、心絞痛，而且是前不久因為心臟疼痛才去醫院查出來的。我問他是不是你家人都愛吃肉，他反問我怎麼知道的，我說你和你媽媽的病告訴我的！

後來他說，他家在改革開放以後因為做生意條件慢慢好了，家裡人都覺得有錢了就應該吃好喝好，於是媽媽做飯頓頓不離肉，炒菜拼了命倒油，油多肯定香呀！但後果就是媽媽得了冠心病，兒子也得了高血脂。其實，他媽媽的冠心病就是高血脂發展而來的，只是高血脂一般沒有什麼症狀，不去醫院檢查就不知道。

高血脂在中醫上屬於痰濕瘀阻血脈，高熱量食物在古代講都是肥甘厚味，脾胃很難消化，吃到超過脾胃的消化能力，就變成了痰濕，痰濕又會阻礙脾胃的消化功能，形成惡性循環，最後痰濕堆積過多，留在血管中就形成了高血脂、動脈硬化、冠心病，痰濕聚集，堵住心臟血管，心臟缺血就成了心絞痛、心肌梗塞。

從西醫上講，我們吃進去的食物主要轉換成兩種能量：脂肪和糖原（肝醣）。糖原在體內是很少的，我們運動30分鐘左右，大致上就把它消耗完了，接下來就開始消耗儲存的脂肪。如果你吃的高熱量食物多，在體內轉化的脂肪和糖原也就多，再加上如果你只吃不動，連糖原都消耗不了，那麼脂肪就會慢慢堆積起來。當脂肪堆積在你的身體裡時，就轉化到了血管裡，你的血脂就升高了。這就是俗稱的高脂血症。

當脂肪在血管中繼續堆積，沉積在動脈壁上，你就又得了一種新病：動脈粥狀硬化。接下來你哪個器官的動脈有粥狀硬化，哪個器官就會出問題。心臟動脈血管硬化就得冠心病，時間久了血管堵塞就得心肌梗塞；大腦動脈粥狀硬化時間久了，一旦阻塞血管就會發生腦梗塞；除此外，腎臟、四肢的動脈都可以硬化。

我見他聽得有些害怕，便把話鋒轉了一下，接著對他說，你還是初期，只要按要求好好調理是很有可能恢復的。首先你得意識到這個問題跟你的飲食關系很大；接下來就要整體調整飲食結構，少吃甚至不吃肉，多吃瓜果蔬菜；同時還要適當地鍛鍊身體，促進機體的代謝。

這位患者回去一個多月後，有一天突然又來找我，我本以為他是來繼續調理的，結果他是來告訴我他的血脂完全正常了，真是又驚又喜。

現在我們身邊到處都是高熱量食物，漢堡、油條、泡麵、蛋糕、巧克力、各種肉食……吃完主食又去補充一堆零食，熱量越積越高，遠遠地超過了心血管的轉換負荷，時間久了心血管就會開始「抗議」。

與其一飽口福之後忍受病痛，何不細水長流地享受美食呢？其實你只需要每天少吃一點高熱量食物，就能夠降低心血管疾病的發生機率。除此之外，如果你血脂高，不妨試試這幾個食療小偏方，堅持一段時間，再來看看你的血脂情況是否有所改善。

1. 山楂桂花飲

材料：生山楂30g，桂花3g。

做法：共煮濃汁，可加適量蜂蜜飲用。每天飲用1次。

功效：化瘀降脂。

2. 木耳燉豆腐

材料：豆腐300g，水發木耳100g。

做法：將木耳洗淨撕成小塊，豆腐切成片或塊狀；鍋中放油燒熱，放入蔥薑炒香，然後加入豆腐、木耳、鹽和適量的水。待水開之後改為小火慢燉，直至豆腐入味即可。

功效：降脂排毒，提高免疫力。

3. 決明子菊花粥

材料：決明子15g，白菊花15g，粳米100g，冰糖少許。

做法：將決明子放入鍋內，炒香後取出冷卻；隨後與菊花同煮，取汁濾去渣子；然後將汁和洗乾淨的白米放入粥鍋內煮；粥快煮好時加入冰糖，煮開即可食用。每日食用1次，一周為一療程。

功效：降脂降壓，明目養神。

4. 枸杞槐花茶

材料：枸杞子2g，槐花15g。

做法：將枸杞子和槐花混合均勻後放入杯中，用沸水沖開，代茶飲用，每日1杯，可反復沖泡。

功效：清熱瀉火，補腎降脂。

② 身體正氣不足，感冒也能拖成心肌炎

感冒是個極其常見的病，很多人都不太重視。年紀比較大的人覺得不是什麼大病，扛扛就過去了，年輕人又因為沒有時間去醫院，隨便吃點藥就算了。但是一定要小心，感冒也可能發展成心肌炎這樣的心血管疾病。

去年秋天在我身邊就發生過這樣一件事。鄰居家的兒子25歲，我是看著他長大的，剛開始工作兩年，年輕氣盛，工作起來很拼命。早上我出來做運動時就見他出門工作，晚上我準備睡覺時才聽見他回來。有那麼一段時間，連著好幾天早上都見他臉色蒼白、無精打采的，問他怎麼了，說是感冒。半個多月過去了，我看他臉色越來越差，於是一天早上我把他攔住具體地問了他的情況。

他說就是小感冒，想著撐幾天就好了，可是感覺不但沒好轉，反而更嚴重了。渾身沒力，噁心想吐，有時候心臟跳得厲害，偶爾還氣急。我一聽症狀感覺不大對勁，應該不僅僅是感冒這麼簡單。隨後我讓他趕緊去醫院的心內科做個檢查，果不其然，是病毒性心肌炎。

他出院回來之後，我讓他在使用西藥的同時吃一些中藥調理，很快他的身體就徹底康復了。年輕人嘛，底子也不差，自然病來得快去得也快，不過我囑咐他以後一定不能小看感冒。

可是小小的感冒怎麼就發展成了心肌炎呢？一個是呼吸道疾病，一個是心臟疾病，看著完全不搭邊的兩個病怎麼會聯繫在一起呢？其實，也不是每個人的感冒都會發展成心肌炎，有時身體抵抗力低下，病毒侵犯心臟損害心肌，激發身體的免疫系統反應產生抗體，抗原抗體反應過度就導致了心肌炎。

中醫講「正氣存內邪不可干」，如果你的身體正氣充足，抵抗力強，邪氣是不會侵犯你的。我的鄰居就是個反例。本來就感冒了，還在拼命工作，消耗

身體的正氣，病毒邪氣肯定乘虛而入，進入心臟，最後導致心肌炎。

病毒性心肌炎一般在發病前一到三周是有病毒感染的前驅症狀的，比如，發熱、疲倦、肌肉酸疼、噁心、嘔吐等。之後可以出現心悸、胸痛、呼吸不暢、水腫等症狀，更嚴重的甚至會出現暈厥猝死。

如果心肌炎在早期得不到積極處理，以後還會轉變為慢性遷延性心肌炎，以至於導致反復心衰和心律失常以及其他更嚴重的心臟疾病，這個時候連日常活動也會受到影響。因此，只要趕在轉為慢性之前治療，是完全可以治癒的。

小病不管，轉成大病並不是天方夜譚。最好的辦法是補足自己的正氣，讓身體能夠完全抵抗住邪氣的入侵，讓小病不沾身。

本來年輕人的身體應該是最好的，但我在出診時卻遇到過不少常感冒的年輕人，一年總要感冒個幾回，這些常感冒的人都有三個共同點，大家可以想想自己有沒有。

1. 休息的少、睡的少。

有個來找我看病的女孩就很典型，她在外商工作，每天晚上加班到九、十點，早上5點多就要起床上班，嚴重缺乏睡眠，不光這一年總感冒，還患上了月經不調，到了生育年齡也無法懷孕。還是那句話，養生先養神，如果休息不夠、過度疲勞的話，你的「精、氣、神」一定會變差，身體的正氣自然也薄弱，抵擋不了邪氣的入侵，或許一個小風就把你吹感冒了。

2. 吃的沒營養。

我們有句老話叫「嘴壯身體壯」，意思是能吃的人，身體都會比較強健，其實是有一定道理的。「嘴壯」並不是說你要吃很多、飯量大，也不是說要大魚大肉的吃，而是要吃得營養豐富，每天能夠攝取不同的營養，只有這樣才能讓自己的抵抗力得到提高。我看很多的人，每天早點吃得簡單匆忙，中午吃個簡單的外食便當，晚上回家一累更是隨便吃，營養根本達不到身體的需求。

3. 運動量太少。

那些免疫力差、常感冒的年輕人，特別是男性，大多有點虛胖，一看就是平時的運動量太少。我常和這些年輕人說：「活動活動，想活就要動。」如果你每天只是往椅子上一坐、往沙發上一躺，連路都不愛走，那你的身體狀況一定會走下坡。適當的運動會讓你全身氣血運轉得更快速流暢，讓你身體瘀的地方變得暢通，抵抗力自然就會提高，正氣就足。

如果你也有上述這三個習慣，那就最好要改一改了，否則小感冒可能會經常找你的「麻煩」。其實稍微調整一下生活習慣，就能有很大的改善。另外，對於經常感冒的人來說，可以試試服用一段時間的玉屏風散，一般的醫院、藥店都有。玉屏風散由黃耆、白朮、防風組成，具有益氣固表的作用，就像是給身體加了一道保護屏障，這也是其名字的由來。這帖藥能夠增強身體的免疫力，從而達到預防感冒的目的。總之，希望各位注意的是，千萬別再把感冒當小事，感冒嚴重起來也會危及生命。

 3 **愛運動不懂節制，心臟猝死時有發生**

生活中，我們時不時地就會從報紙或電視上看到，某某人在運動過程中猝死的報道。大家不要以為這種事情只存在於報道中，其實日常生活中也不少見。

前些日子，一位出版社的朋友來我家作客，閒聊中就說起心血管疾病的問題來，他突然心情很沉重地對我說起他們單位發生的一件真實事件。前兩年他們單位辦過一次慢跑比賽，其實只是為了提高員工的身體素質，並不是多麼激烈的比賽。有個身體素質還不錯的男同事，30歲出頭，在跑步的時候突然暈倒

在地，大家都拼命想辦法搶救，但還是沒能挽回這個年輕的生命，等到救護車開到的時候，人早已沒了生命跡象。

其實，這種突發性的心臟猝死的情況越來越常見了，我有一位患者，她差點就因為跑步沒了命。當時的情況是，她在公園裡被人發現暈倒在路上，打119送到了急診。由於發現得非常及時，又沒有其他嚴重的慢性疾病，經搶救後活了過來。

之後聽她說因為覺得自己身體差，又查出輕度的脂肪肝，所以想透過跑步來鍛鍊身體增強體質。結果一時興起連續跑了4小時，沒想到自己突然眼前一黑就倒下了，醒過來時已經躺在了醫院裡。幸虧正好有人發現，醫院又在公園附近，要不然她很有可能就沒命了。

她這是運動過量導致汗出太多，心陽耗散而突然暈厥。中醫認為汗為心之液，汗出的太多就會耗散心的陽氣，而心的陽氣又是負責心臟泵血的，心陽都耗盡，心臟肯定就停止工作，心臟都停了她肯定就會暈倒。

大家或許對心血管疾病的突發性沒有足夠的認識，很多人覺得這類疾病屬於慢性病，慢病不致命，慢慢治就好了。其實，有這種想法的人非常危險。

人們都渴望健康，有的人在體檢中發現自己有脂肪肝了，有高血壓了，有這病有那病了，然後就開始著急想辦法。聽說運動能改善健康，於是就開始拼命地運動，這可真是玩命啊。特別是平時運動量幾乎為零的人，這猛地一動，心臟是承受不了的。

所以我說運動一定要懂得節制，羅馬非一日建成，同樣身體也不是一兩天就鍛鍊好的，鍛鍊身體是一個循序漸進的過程，不可以急於求成。如果你有心臟和肺臟的疾病，就更應該注意鍛鍊的方式。調查發現90%的心臟猝死患者都患有心血管疾病，但是他們往往不知道自己的病情。這些之前沒有症狀的心血管病患者，就成了猝死發生的高危險群。

其實猝死也不是完全出乎意料的，大部分人在猝死前一周曾有胸痛、氣

促、疲乏、心悸或呼吸困難等症狀。在運動的過程中如果出現上述症狀，一定要立刻停止運動。當然，正常成年人運動猝死的機率是很低的，只要沒有心臟疾病家族史或者先天性心臟病，大家就可以放心地參加體育活動。但最好是能夠循序漸進，並結伴運動，這樣在發生意外時也可以及時救治。

　　萬一身邊的人發生了猝死也不需過於緊張。首先一定要鎮定，在10秒內判斷出患者有沒有脈搏；然後立刻通過電話或其他方式求救；如果患者脈搏消失，一定要在第一時間進行心肺復甦術。這個時候心肺復甦術非常關鍵，因此大家應該把它當成一項必備技能認真學習。心肺復甦術的基本過程是：胸外按壓，開通氣道，人工呼吸。

　　如果覺得心肺復甦術不容易學，那我就再教大家兩個中醫上具有開竅醒神作用的穴位：人中與合穀。人中穴（圖1）在人中溝上三分之一處；合谷穴（圖2）就在我們俗稱的虎口。這兩個穴位刺激性很大，找到穴位後用力按壓，病情輕淺的患者就有可能甦醒。

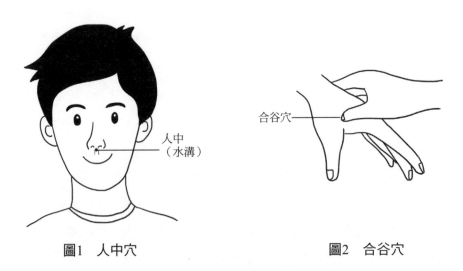

圖1　人中穴　　　　　　　　　　圖2　合谷穴

　　我說運動要節制，並不是說就不用運動。研究發現規律合理的運動反而可以降低發生心因性猝死的風險。那麼，什麼是規律合理的運動呢？

　　規律合理的運動首先一定要重視熱身運動；其次一定不能急於求成，要根據自己的身體狀況慢慢地增加運動的時間、強度和次數；最重要的是把握好自己的感覺，一般以微微出汗為原則，如果在運動中出現不適感，一定要立刻停止；最後要把握好運動時間，每次運動大約30分到1小時即可，一週至少3次有氧運動。但需要注意的是，天氣不良、身體疲勞、環境汙染等情況下一定不要勉強運動，以免引起或加重疾病。

4 血壓隨著壓力升，看誰升得快

　　現在的年輕一代上有老下有小，房價物價又居高不下，生活壓力持續上升，再加上工作上的競爭壓力，重重壓力把他們壓得喘不過氣來。我們能看到的是外界給他們的壓力，但卻忽略了這些壓力給他們的身體帶來的影響。

　　高血壓病正呈現出不斷年輕化的趨勢，其中很大一部分原因就是壓力過大。這可是個非常讓人憂心的事情，年紀輕輕就得了高血壓。高血壓病的併發症又多，還沒等到年老，一系列併發症就出來了，等到退休了已經全身是病，我們還談什麼生活質量呢？

　　記得一位剛三十歲出頭的OL來找我看頭暈，一聽是頭暈肯定是要量血壓的。不量還好，一量嚇了我一跳，血壓竟然飆到170/100mmHg，這可是老年人才有的血壓呀！我說你血壓太高了，最近是不是休息的不太好啊？

　　她說是啊，最近真是快崩潰了，壓力太大每天都嚴重失眠，心情也很抑鬱。工作上，上級和同事給她的壓力都很大，整天在公司都處於緊張狀態。她自己和丈夫又都是獨生子女，上面四位長輩身體都多少有些毛病，經常還得惦記著長輩的安危。而且她還有個上幼兒園的兒子，那更是自己的「心頭肉」。

有時候她工作上不愉快，回家還總是不由自主地跟丈夫生氣，發脾氣。

我跟她說你這高血壓都是你自己緊張出來的。不管是在工作中還是生活中，你時刻都處於緊張的狀態下，你的血管也跟著你一起緊張。一開始血管可能還有自我調節的能力，但是緊張的時間一久，血管就不能放鬆了。你想想，血管一緊張管腔就比原來窄，但是血管裡的血量可沒變少，在血量不變血管管腔變窄的情況下，血液對管壁的壓力肯定就上升，這樣高血壓就形成了。

我給她開了降壓藥，並囑咐她一定要按時按量吃。她有些不能理解，覺得還年輕，自己調節一下應該就好了吧。我看她還是不知道問題的嚴重性，就接著跟她講了個患者的案例。他也是三十幾歲查出高血壓，自己不按時吃藥，四十歲那年因為跟人吵架突然暈倒，送到醫院後發現是腦出血，命雖還在，但卻癱瘓了。

這就是我們中醫常說的腦中風，因為吵架肝火上頭，肝陽上亢，導致突然就暈倒。如果你不注意，平時的時候血管緊張，生氣的時候血管又怒張，這一鬆一緊，說不定哪天血管破了，你也就暈倒了。救得及時還好，晚一步要嘛癱瘓在床，要嘛直接要了命。

我這麼一說，她更緊張了，張大嘴巴問我：「啊？有那麼嚴重嗎？」我說你注意了就不嚴重，你不注意就嚴重。回家一定要學會放鬆自己，按時吃藥，定時監測血壓。吃藥的同時放鬆自己，說不定高血壓初期控制得好，降壓藥就可以停了。大半年後再見到她，她說自己的血壓已經調理得大致正常了。

近些年高血壓病不斷地趨向年輕化，其中的原因很大一部分就是外界和內在的壓力過大，外加上遺傳的因素。我們無法改變外界的時候，一定要學會釋放內心的壓力，自我解壓的同時我們的身體也會得到放鬆，血壓也會維持在相對平穩的狀態。

其實在輕度高血壓或者血壓不穩定的情況下，我們是可以自行調理的。我這裡有個屢試不爽的「觀想方」，謹此奉獻給大家。具體步驟是這樣的：無論

你坐著或躺著，輕輕閉上眼睛想像你整個人都放鬆下來，再用心想像你正看著自己的大腳趾，空閒時間反覆練習，堅持數日血壓就會下降。這個方法隨處可用，非常簡單易行，可以通過降氣血的作用來達到降壓的效果。

至於食療，我給大家推薦一款小糕點「山楂枸杞蓮藕糕」。山楂健脾胃、消食積散瘀血；枸杞子補血安神，生津止渴；蓮藕涼血散瘀，益血補心。這三種藥食兩用的食材配在一起，會有降脂降血壓的功效。做法也不麻煩，就是鮮山楂250g，枸杞子100g，蓮藕250g，將上述食材剁碎，加上適量化開的冰糖水調勻，然後放在鍋裡蒸熟即可。平時當作零食吃，每天吃上一兩塊就行，經常吃吃對控制血壓非常好，很多人都反應效果不錯，而且可以隨身攜帶，想吃就吃，味道不錯，也容易堅持。

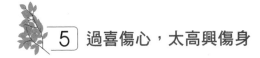

5 過喜傷心，太高興傷身

現在憂鬱症已經成為一個普遍疾病，因此我們經常聽到別人說「開心點」，開心點是好，但也一定不要開心過度。喜，其實是一種好的情緒，《黃帝內經》中講「喜則氣和志達，營衛通利」，就是說正常的喜樂可以使人心情舒暢，精神愉悅。但是過分開心就要出問題了。《黃帝內經》中還說「喜樂者，神憚散而不藏」，就是講太高興了會使精神渙散，輕者會出現喜笑不休、心悸、失眠等問題，重的甚至可能發瘋。

大家很熟悉的《儒林外史》裡范進中舉的故事就是個典例。范進科舉考試大半輩子沒中，終於在五十多歲快要絕望的時候考中了，你想想他得有多開心呀，結果他因欣喜若狂高興過度而得了失心瘋。古人說心藏神，范進這是高興過度重傷了心神。

中醫五行上講心是屬於火的，在志為喜，腎是屬於水的，在志為恐，而水能克火，心火過了就需要水來澆滅，也就是說恐可以克制過度的喜。因此故事裡眾人找來范進最怕的老丈人，老丈人只用一巴掌就嚇醒了范進。可能大家覺得這只是個笑話，其實在生活中很有可能發生類似的事情。有位40多歲的女患者，幾年前因為兒子考上了知名大學，恰好自己又在公司連升兩級，開心得不得了，特別擺設宴席慶祝。宴席上恭維的肯定大有人在，這麼一來她更是高興得合不攏嘴。她當天晚上興奮得一夜未曾闔眼，自此以後就一直失眠，到處尋醫問藥也沒有效果。

我當時見她臉色慘淡發青，自己描述近幾年沒有睡過一個好覺，一天最多睡兩三小時，一開始還吃安眠藥，但是怕經常吃會對藥物產生依賴作用就停了。我通過她的整體情況辨證得出，她的情況應屬於過喜傷心，心火內動，神不守舍引起的失眠。於是我給她開了滋補腎陰、瀉火安神的中藥，吃了一週她就好了很多，每天能睡四五小時了，但還是睡不踏實，又吃了一週她就能夠安穩睡覺了。

這位女患者就是由於高興過度引起心火亢盛，腎水不制心火導致的失眠。我用水克火的方法，通過滋補腎水來瀉心火，從而治好了她的失眠。

研究表明，過度喜悅可以引起心跳加快，正常人心跳太快了都受不了，如果本來就患有心血管疾病，反而有可能因為過度興奮給心血管帶來負擔，從而導致病情加重，甚至發生心絞痛或心肌梗塞。《淮南子》中講「樂極生悲」，就是說人高興過頭了就會發生悲傷的事。因此，無論發生讓你多麼開心的事，也一定要記得歡喜不能過度，否則正常人引發疾病、患者病情加重就真的是樂極生悲了。

有的人中了彩券，贏了很多錢，高興之餘，不知道怎麼花，各種肆意地消費、娛樂，結果病就來了，最後錢沒花完人卻沒了。以至於有人冷嘲熱諷地說，不義之財要人命。其實並不關不義之財的事，而是自己的情緒發生了巨大

的變化，太過高興就會太傷神、傷身。

如果避免自己出現過「喜」傷心的情況呢？其實最簡單的方法還是要讓自己保持一個平和的心態，好事發生時開心就好了，壞事發生後也別太計較。最近生意賺了很多錢，要想想以後怎麼才能守住錢，怎樣合理地使用錢；突然間升了官，當上了主管，要多想想如何做一個好主管，帶領員工創造業績；孩子考上了好大學，這才只是人生的開始，將來還要找到好工作，還要更好地發展自己。

人生路漫漫，看長遠一些，知足常樂，不大喜、不大悲，自己的健康最重要。

 6 經常想不通的人，心血管也不會暢通

去年，有位很久沒見面的局長朋友突然帶著他二十多歲的女兒來訪，幾年沒見，小女孩已經出落得亭亭玉立，還沒來得及敘舊，朋友就一臉苦惱地讓我趕緊給女兒看看。女孩自己描述說最近一年多總是覺得胸部疼痛，月經來得不通暢，全身還感覺不舒服。

她說原本以為是心臟病，但做了各種檢查也查不出任何病變，因此就只能找中醫調理了。我看她一臉憂傷，心想這個年紀的女孩除了學業和戀愛也沒有什麼能讓她如此憂傷了吧。詢問後果不其然，她大學快畢業的時候，相處三年的男友移情別戀提出分手，自此以後她就開始難過得想不通了。

她說自己想來想去怎麼也想不通男友為什麼要拋棄她，直到現在也走不出那段陰影。她說到傷心處不由自主地哭起來。我認真地聽她訴說完心裡話，心疼地安慰了她一會。

接著我仔細給她交代了一下她的病情。我說其實你身體的不舒服都是你長時間想不通導致的，你一旦想通了，這些不適過一段時間可能就會自行緩解。

她很疑惑地問我，想不通跟身體有什麼關係？我詳細地給她講解了一番。

想不通在中醫上講屬於七情裡的憂思，「憂思則氣結」，你長時間憂思，氣就會聚結。氣聚結之後就會阻滯血脈，心脈被阻滯就會心痛，胞宮血脈被阻滯月經就不暢，全身血脈經絡輕度阻滯則會全身不適。由於中醫的氣是看不見摸不著的，因此西醫也檢查不出任何病因。

從西醫上講，情緒會影響神經和激素，而心血管又是受神經、激素調節的，因此情緒會影響心血管。想不開是一種消極內斂的情緒，這種情緒長時間存在會刺激心血管收縮，心血管長期處於收縮狀態，血脈肯定會不通暢，這樣就產生了你的那些症狀。

我耐心地勸她把過去放下，建議她多出去走走，讓自己過得開心一些，臨走時我給她簡單開了幾劑理氣活血的藥。半年後，朋友再次帶著女兒來我家做客，這次再見到她感覺像變了個人似的，臉上總是不由自主地流露出喜悅之情，還興奮地跟我聊她去各地旅遊的經歷。看見她找回了女孩該有的開朗笑容，我真為她感到開心。

我們在人生中會遇到很多不愉快、想不通的事，既然想不通就不要花時間去想，繼續過好現在的生活，說不定偶然的某一天會有不期而遇的結果。繼續思考毫無結果的事情只能是給自己徒增煩惱，最後還惹得一身病痛。當你放開過去的時候，你就會發現，自己曾錯過了多少美好。

其實我還有個「專治各種不通」的小方法，在這裡分享給大家。這個

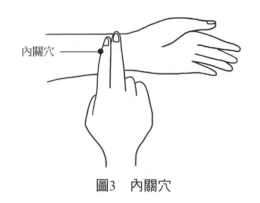

內關穴

圖3　內關穴

小方法就是按揉內關穴（圖3）。內關穴在手掌心面，手腕橫紋上方兩寸，手臂正中間的兩根肌腱之間。這個方法看似簡單，其實寓意深遠。據我多年的臨床發現，通常人內關穴處的兩根肌腱是放鬆並分開排列的，而經常想不通的人，他們內關穴處的兩根肌腱往往是緊聚在一起的。

內關穴是心包經的穴位，心本來應該開心，但你經常想不通心就「內關」了。因此，堅持按揉這個穴位，如果哪天發現這兩根肌腱在慢慢地分開，那你的「想不通」就快要治好了。

☆遠離心血管疾病的養生法

幾十年前，我們中醫對高血脂、冠心病的認識重點還放在瘀血、氣虛血瘀或寒凝上，而忽視了痰濁。但現在的人，特別是20世紀以來，在飲食結構和生活方式上發生了巨大的變化。脂肪攝入過多、環境污染也嚴重了起來，像冠心病這樣嚴重的心血管疾病的發病機理也發生了變化，瘀血少了，痰濁多了。

痰濁體質是什麼？長期的養尊處優、勞逸失衡，讓我們的身體裡形成了一種獨特的體質，血液長期處於「黏濃凝聚」的狀態，體重越來越超標，經絡氣血運行得越來越差，結果導致了各種心血管疾病的發生。我曾經看過一個研究報告：40歲以上的人群冠心病發病率和勞動強度呈反比。什麼意思呢？就是你每天勞動的強度越大，患上冠心病的機率越低，反之，你每天勞動強度越小，患上冠心病的機率越高。

研究表明，在工廠裡每天往返行走約30公里的紡織女工患上冠心病的機率僅為3%，每天出海捕魚的漁民患上冠心病的機率僅為2.5%。這是非常容易理解的，勞動強度大，生命處於不斷地運動當中，氣血循環加速，瘀血和痰濁的情況都會減輕。

同時研究發現，35至44歲的男性，如果體重超標10%，冠心病的發病率就要增加38%；如果體重超標20%，冠心病的發病率則可增加到86%。想想看，如果你的體重超標了20%，基本上就等於是冠心病的高危險群，這多麼可怕啊。

但是很多人告訴我說：「沈老，我每天都坐在辦公室裡，沒有那麼大的勞動強度啊，所以只能看著自己的身體一天天變胖。」

我非常理解現在很多人的苦惱，資訊時代，從事體力勞動的人少了，從事

腦力勞動的人多了，這也是社會的一種進步。但是，當你享受資訊時代工作的舒適性的同時，也要時刻記住，不要以犧牲自己的健康作為代價。

在這裡我有兩個建議，一個是要控制你的體重。控制體重其實並不難做到，一方面是吃得要少，合適為宜，營養豐富為宜，晚上少吃為宜；另一方面是加強運動，每週做兩三次的運動，其實只要堅持上幾周，養成習慣就好。

如果你覺得運動不太好實現，那就走路吧，每天快走一小時，體重還是很容易被控制住的，而且一邊走一邊放鬆心情，也能起到養神的效果。你可以在上下班的路上走，也可以晚上吃過飯之後走。

我的另一個建議就是飲食上的調節。我們都知道，除了遺傳的因素以外，心血管疾病大多都是吃出來的，既然病能吃出來，也能吃回去。我們要做到有針對性地選擇食物，就能起到改善心血管的作用。在選食上，這裡有三個原則。

第一，吃得豐富。

不要總吃你覺得好吃的東西，要讓自己吃得種類更豐富、更健康一些。比如穀類，尤其是雜糧、豆類等，瓜類、蔬菜中的蔥頭、大蒜、綠豆芽、扁豆，花菜，菌藻類中的蘑菇、木耳、海帶、紫菜，還有茶葉，都是很好的食物。

第二，適當進食。

這一原則主要是提醒各位愛吃肉的朋友，要適當吃肉，不要「嗜肉如命」。中醫講「肉生痰」，雖然說的是呼吸道，但其實也是會讓血液走向痰濁。你可以平時吃一些瘦肉（如豬、牛、去皮的家禽肉等）、魚類、植物油、低脂乳及其製品，雞蛋每週兩三個為宜。

第三，少食高熱。

高熱量的食物吃太多，就會造成痰濕瘀阻。那麼高熱量的食物有哪些呢？油炸的食物，動物的肥肉、骨髓，含糖高的食物，特別是巧克力之類。

做到這三個飲食原則，能產生對心血管疾病比較好的預防和抑制功效。當

然，我們還可以更進一步，通過加強營養來有針對性地改善自己的心血管。比如：

維生素C可以增強血管的彈性，綠葉蔬菜、水果，特別是奇異果、芭樂、紅棗、山楂、柑橘中維生素C的含量都比較高，不妨多吃一些。

鋅可以抑制鎘對心肌的損害，像穀物、豆類、堅果、海鮮和茶葉中含有的鋅會多一些，可適當補充。

維生素B_6能降血脂，這種維生素含量比較高的食物有穀物的外皮、綠色蔬菜、豬肝、酵母、牛奶、豆類及花生等。

鈣鎂有利於心肌的代謝，保護心臟，如我們常喝的礦泉水中，鈣、鎂的含量就比較高，但是純淨水卻什麼礦物質都沒有，其實是不利於人體的。

鉻和錳能夠有效防止動脈硬化，含鉻和錳比較多的食物有糙米、小麥、黃豆、蘿蔔葉、胡蘿蔔、茄子、大白菜和扁豆等，都是很常見的食物。

肝是怎樣受傷的？

　　肝有造血和排毒的功能，對維護身體正常運轉有巨大的作用，可以說肝的健康程度直接決定了你的「精、氣、神」，但一些錯誤的飲食習慣、生活方式和糟糕的心理情緒，會直接傷到肝臟。

1　酒，小酌怡情，大醉傷肝

　　中國是酒的發源地，酒在中國有著悠久的歷史，而且和中醫也有著密不可分的聯繫。你看在古代「醫」的底下是一個「酉」，就是酒的意思。這就說明我們的老祖宗早就學會使用酒來治療疾病了。

　　中醫認為，酒為百藥之長。《本草備要》記載：「少飲則和血運氣，壯神禦寒，遣興消愁，辟邪逐穢，暖內臟，行藥勢，通絡除痹。」由此可以看到，適量飲酒有非常多的好處，既可以活血通經，還可以暖身禦寒；既可以消遣娛樂，又可以消愁除悶；既可以驅邪暖髒，又可以助藥引經……如此多的益處，我們毫無理由拒絕它的誘惑。事物都有著兩面性，有利必有弊，酒也是如此。少量飲酒好處多多，但過量飲酒可就後患無窮了。酒精過量對於身體的損害極大，其中肝、胃、神經系統最容易受到傷害，而酒精過量時對肝臟的損傷是首當其衝的。

　　曾經有位三十多歲的男性患者因為脂肪肝來找我調理。我看他面色紅赤，

身材中等，因此沒有考慮飲食引起的脂肪肝，直接想到可能是酒精性脂肪肝，於是便問他是不是經常喝酒。他說他在初中時就學會了喝酒，近年生活各方面都不如意，喝酒更頻繁，現在還幾乎成癮，每次喝酒都要喝到大醉才痛快，不過他不能理解為什麼喝酒會引起脂肪肝。我耐心地給他解釋了一番。

大家都知道脂肪肝是由於飲食肥甘厚膩造成的，但是大家不知道還有一種脂肪肝是酒精過量引起的。酒精會破壞肝細胞，長期大量飲酒還會抑制肝細胞的再生功能，從而出現酒精性肝損傷。初期通常表現為脂肪肝，進一步發展會形成酒精性肝炎、酒精性肝纖維化、酒精性肝硬化甚至肝壞死。中醫說酒也屬于肥甘厚膩之品，長期飲酒易形成痰濕，痰濕積滯于肝就形成了脂肪肝。

我向他說明病情的發展和嚴重性，希望他能戒掉酒精，同時又擔心自己說的過於嚴重，給他帶來心理負擔。於是我話鋒一轉對他說，你現在的情況處於初期，如果把酒戒掉，再通過中藥調理，酒精性脂肪肝是完全可以好轉的，但如果不配合我慢慢地把酒戒掉，可能會病情加重。他聽我講解完後雖然願意戒酒了，但是酒癮上來卻擋也擋不住。

我告訴他，戒酒最主要的是靠心理戰勝酒癮，當然我也會給他開一些幫助戒酒的中藥。戒酒期間不必要求速度，戒酒太快也會引起一些戒斷反應，因此要逐漸減少酒量直至完全戒掉。那麼平時喝醉了應該怎麼解酒呢？我建議大家在家裡準備一些葛根，喝多了可以抓幾克泡水喝，有很好的解酒作用。這位患者還算是比較有決心的，在我這裡間斷地吃了一年半的藥，就大致戒掉了酒癮，當然脂肪肝也好轉不少。他對我說，在戒酒的同時自己的心理素質也得到了鍛鍊，周圍的事情也隨之變得順利起來。

生活中酌酒少許小怡性情是很有情調的，但是酗酒成癮就傷害多多了。喜歡喝酒且肝腎健康的人不妨根據自己的身體狀況配一些藥酒，這樣既解了酒饞，又會減少酒精對身體的傷害。

比如有冠心病的患者，如果肝腎都沒有什麼病灶，我會給他們推薦靈芝丹

參酒，自己在家動手做就可以了。取靈芝、丹參各30g，泡入紅葡萄酒500ml，晚飯的時候可以喝一些，長期服用有利於改善冠心病。

如果是肝腎有虧損或早衰的人，適當飲用一點枸杞子酒，能起到補充精氣、延緩衰老的功效。其實做法非常簡單，取100g枸杞子洗淨剪碎，放入低度（酒精濃度20%以下）的白燒酒500ml中，密封好了放到陰涼處，每天搖動一兩次，一週之後即可飲用。晚餐和睡前喝上少許，能起到一定的保健效果。

其實藥酒是我國歷史上源遠流長的養生保健方法之一，它的有效性已經得到全世界很多國家人民的認可。只不過無論是藥酒還是白酒、啤酒、紅酒，都要適度、適量才是最好的。我有位老朋友，今年年近90歲高齡，每天吃晚飯都要喝上一小盅酒，喝完絕對不會再加。他這個習慣已有幾十年了，至今身體也是十分硬朗，耳不聾眼不花，所以只要身體條件容許，適度喝酒並不為過。

2 胖人先胖肝，只吃不動小心脂肪肝

成年人因為工作生活繁忙無暇運動，孩子們因為學業繁重，運動量也不足，即使休個假也只想在家裡睡懶覺，不知道你是不是也這樣。這種「只吃不動」的生活使我們身邊肥胖的人大幅增加，由此也帶來了很大的健康隱憂。

一位關係很好的企業老總，很放心地把全家人的健康都交在我的手上。他家裡人每每有身體上的不適就先來我這裡就診。一次這位老總的夫人一大早領著上初中的兒子來找我，我印象中這孩子很少生病，本以為只是小打小鬧的不舒服，這位夫人直接把一份檢查單放在了我面前，我一看結果：孩子竟然是中度脂肪肝！老總夫人微含哭腔地對我說：「沈老，你快幫他看看吧，我都想替孩子得這病。」見她非常擔憂，我便安慰她說這個病沒有那麼嚴重，是可以治

癒的，不要太緊張，我們只要共同努力就能讓孩子恢復健康。待她情緒安定下來後，我詳細瞭解了孩子的情況。

孩子是在學校體檢中查出了脂肪肝，家人不敢相信就又到大醫院做了檢查，結果的確是脂肪肝。小小年紀就得脂肪肝，那肯定跟他從小的生活飲食習慣有關。我瞭解到，這孩子從小就被長輩嬌寵著，看見什麼好吃的都買回來給他，他胃口還出奇的好，從來都飯量很大。

家人想著能吃是好事，但要命的是這孩子還不喜歡動，能在家裡坐著看一天書也不願意出門走一走。家人看著孩子這麼愛學習肯定開心，也就沒有太在意。直到前不久查出了脂肪肝，全家人才開始關注孩子的生活習慣。

這孩子是個典型的小胖子，當然不是所有的小胖子都會得脂肪肝，因為青少年的代謝比較旺盛，不像成人。但要注意的是，小胖子得脂肪肝的可能性是比較大的，只不過很少有家長會有這個意識。

我們吃下的食物都要經過肝臟轉換成能量提供給全身的代謝活動，這孩子平日裡只吃不動，消耗的能量少，需要肝轉換的能量也就減少，時間久了脂質堆積在肝臟得不到轉換，肝臟就會跟人一樣變成「胖子」，這就是脂肪肝的來歷。

脂肪肝長期得不到控制，脂肪就會變性壞死形成炎症，最終形成脂肪性肝炎。如果此時治療再不及時，炎症日久形成纖維化，最終就會造成脂肪性肝硬化。雖然聽起來很可怕，但是只要在脂肪肝階段及時控制，是完全可以痊癒的，且無須藥物治療。

中醫上說這種病是由於飲食肥甘厚膩太多，造成體內痰濕堆積形成的。我給他開了燥濕化痰的中藥，並囑咐孩子的媽媽，中藥只能幫助肝臟代謝脂肪，最主要的還是得讓孩子少吃多動。回去後家裡人都很配合，吃藥的同時督促孩子控制飲食，多做運動，不到半年的時間孩子的脂肪肝就消失了。在他們一家高興之餘，我不忘記提醒他們，良好的生活習慣一定要繼續保持，否則脂肪肝

還是有可能捲土重來的。

大家一定要養成少吃多動的習慣，不要讓肝臟跟著體型一起胖。當然，如果你已經得了脂肪肝也不要過於擔心，只要循序漸進地將你的體重減下來，肝臟減肥也就不是難事。

但是各位要牢記，脂肪肝患者不要喝酒。前面講過，飲酒會影響肝的代謝，加重脂肪肝的程度。你看那些「酒經沙場」的大忙人們，本身就是中重度脂肪肝，還因為應酬而經常地喝酒，最後很多人都患上了酒精肝、肝硬化，壽命自然縮短了很多。

除了控制體重和每頓飯的總量以外，脂肪肝患者可以多吃以下的食物。

燕麥含有極豐富的亞油酸，不但可降低血清膽固醇、三酸甘油脂，還具有通便的功效。

銀耳含豐富的蛋白質、脂肪、膳食纖維、微量元素、膠質及對人體十分有益的銀耳多糖。銀耳多糖能改善人的肝、腎功能，降低血清膽固醇、三酸甘油脂，增強人體的免疫力。

玉米含有豐富的硒、鈣、維生素E和卵磷脂等，均具有降低血清膽固醇的作用。

大蒜含硫化物的混合物，可減少血中膽固醇，阻止血栓形成，有助於改善脂肪肝，提高身體抵抗力。

海帶含有豐富的牛磺酸，可降低膽汁及血液中的膽固醇；並含有食物纖維褐藻酸，能夠促進膽固醇的代謝。

魚、蝦、貝類能促進肝細胞的修復和再生，補充機體代謝消耗，並提供一定的蛋白質。

除了以上這些能夠降脂改善脂肪肝的食物之外，其實簡單做一些茶飲，也能起到很好的改善脂肪肝的功效。福建人相對患脂肪肝、高血脂的人比較少，除了飲食清淡和環境氣候以外，很重要的一點是，那裡的人都有喝烏龍茶的習

慣，常見的鐵觀音、大紅袍，其實都屬於烏龍茶。烏龍茶有很好的降脂降壓作用，非常適合患有脂肪肝的朋友飲用，只不過晚上要少飲茶，以免造成失眠。當然，在沖泡茶葉的同時，加15g決明子或是大黃2g，效果會更加明顯，能夠產生清肝明目、消脂減肥的功效。

 ## 3 毒素攝入太多，肝排不出去就變內傷

外界物質進入我們體內的最主要途徑就是靠嘴吃、靠脾胃消化，因此我們身體裡的毒素大多數也都是吃進來的。在我們的生活，食物的種類越來越豐富，同時伴隨而來的就是飲食的安全與健康。

在街上抬眼一望，到處都是一手拿飲料一手炸雞、燒烤的年輕人。到超市轉一圈發現，幾乎大多數食品的成分中都有一堆添加物，就連新鮮的蔬菜和水果都噴過好多次農藥，連蟲子都不肯吃。我們年輕的時候可沒有這麼多「藏毒食物」，所有的飲食都是自然生長出來的，人喜歡吃，蟲子也喜歡吃。

現在的這種飲食環境給人們的健康帶來了巨大的隱患。新聞中曾報導過吃辣條引起癌症，喝飲料引起白血病，吃麻辣燙引起腸胃炎等一系列令人難過的案例。雖然報導可能不全是真實的，但也足以警醒我們要倍加關注自己的飲食安全。

前陣子和我的一個學生聊天，聽說他們醫院急診一口氣收了好幾個因為吃路邊攤引起急性腸胃炎的高中生。這些學生據說是晚上在路邊同一個攤子上吃東西，睡到半夜就上吐下瀉，肚子疼得要命，家人趕緊打119送到醫院。

幸好他們只是急性的腸胃炎，這些學生經過一段時間的治療就完全康復了。家長們報了警，但是那個路邊攤卻再也找不到了。

　　這些學生還算體質比較敏感，可以通過吐瀉的方式將毒素排出體外，但有的人就沒那麼幸運了。有些體質不那麼敏感的人，吃進去不健康的食物可能就會將有害物質堆積在體內，如果再加上機體排毒不暢，最終就會堆積成毒，影響健康。這樣看來，排毒也是相當重要的一個環節。

　　大家都知道肝臟是人體解毒的器官，那麼肝臟是怎麼解毒的呢？肝臟其實有兩套供血系統，一套是占肝臟供血25%的肝動脈，它來自心臟泵出的新鮮血液；另一套是占供血75%的肝門靜脈，來自胃腸脾胰等臟器的靜脈血。消化道的各種營養和有害物質由靜脈回收起來，通過肝門靜脈進入肝臟解毒或消毒，最後使毒物成為毒性較低或溶解度大的物質，進入膽汁和尿液，最終通過大小便排出體外。

　　中醫上說肝為血海主藏血，全身很大一部分血液都要收藏於肝臟，通過肝臟來解除其中的有害物質。同時肝又有主疏泄的功能，可以通過疏通、宣洩的作用將有害物質排出肝臟，經由大小便和膽液等環節排出體外。

　　肝臟雖說是能夠排毒，但也是有一定的限度的，超過了這個限度肝臟自然就無法完成排毒任務，最終導致毒素沉積在體內，變成身體的「內傷」。這個毒素沉積在哪裡，哪裡就會出問題。

　　在如今這樣一個大環境下，我們可能無法改變什麼，但是最起碼可以做到儘量少攝入「毒物」，儘量多排出毒素。

　　少吃「藏毒」食物大家應該是比較清楚的，現在提倡的綠色食品就是回歸自然的健康飲食。其實也不是必須要吃純天然食品，平日裡只要少吃含有人造物質較多的食物或者不衛生的食物就行。例如，加工肉雖然好吃，但裡面添加了不少香料並做了防腐處理，是對肝臟傷害比較大的食物，現在已經被列為致癌食品的一種了。那如果經不住引誘吃了「藏毒」食品該怎麼辦呢？這個時候也不用著急，

　　只要幫助肝臟儘快排毒就可以了。促進肝排毒最首要的方式其實就是夜間

熟睡；其次就是要多飲水，保證大小便通暢。如此一來，體內的毒素就會降至最低，使你的身體遠離「毒品」。

　　此外，對於肝臟排毒，有兩個特效的穴位，大家可以在晚上看電視或泡腳的時候按一按。這兩個穴位都是在腳上，分別是太沖穴（圖4）和湧泉穴（圖5）。

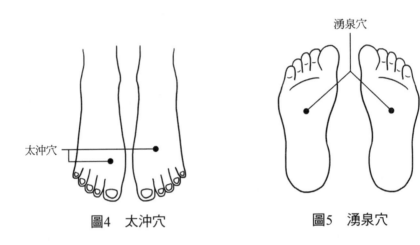

圖4　太沖穴　　　　　　　圖5　湧泉穴

　　太沖穴的位置在腳背第一、二蹠骨結合部之前的凹陷中。每次用拇指按揉3至5分鐘，感覺輕微酸脹即可。不要用太大的力氣，兩隻腳交替按壓。湧泉穴的位置在足底的前1/3處，這個穴位比較敏感，不要用太大的力度，稍有感覺即可，以邊按邊揉為佳，持續5分鐘左右為宜。湧泉穴處於人體的最低處，打個比方，如果把人體比喻成一座大樓的話，那麼湧泉穴就相當於是這座大樓的排污口，我們人體內臟淤積的毒素都可以通過按揉湧泉穴來幫助排出。

4 經常熬夜，肝經不暢肝血不足

如今的年輕人夜生活相當豐富，玩電腦遊戲、唱歌、派對、酒吧……、經常是晚上不睡白天不起，晝夜顛倒。當然，也有很多人是因為工作需要熬夜加班的。偶爾的一兩次可能你還沒什麼感覺，但是經常熬夜就會首先對肝臟系統帶來傷害。

古人講「臥則血歸於肝，動則血行于諸經」，人在睡覺的時候全身的血液會回流到肝臟，醒來活動起來血就會從肝臟通過經脈重新流入身體的各個部位。「人臥則血歸於肝」就是中醫講「肝主藏血」的生理功能。肝臟只有通過晚上良好的睡眠才能充分將血液回流收藏，如此也才能在次日保證血液充分地灌注到其他器官和肢體，從而使器官和肢體得到濡養，發揮出正常的功能。

有位女患者因為月經量少來找我，仔細瞭解後發現她的問題可不只是月經量少那麼簡單。她說自己最近掉頭髮比較嚴重，眼睛看東西久了乾澀，有時胳臂和腿還無緣無故地酸痛，平時容易煩躁、發脾氣。

我見她的面色青灰，精神倦怠，黑眼圈非常嚴重。我就問她，你是不是經常熬夜啊？她很詫異地看著我問：「我是經常和朋友們玩到很晚，公司偶爾還會加班，但是我的症狀跟熬夜有什麼關係嗎？」我對她說：「關係可大著呢！」看她一臉的不在意，我便仔細地給她講解了熬夜的壞處。

中醫講肝和女子的月經關係很大，月經血很大一部分就來自肝血，你經常熬夜肝藏血就不好，肝血就容易不足，肝自己的血都不足了，還怎麼供應你的月經呀。

再說說掉頭髮，頭髮其實也是由肝血養護的，肝血不足自然沒辦法養護你

的頭髮。肝開竅於目，「肝受血而能視」，現在因為熬夜肝「受血」少了，你的眼睛自然就會缺少血液滋養，引起乾澀的感覺。肝臟有解毒的功能，本來晚上血液是要回肝臟解毒的，你硬是興奮地不讓血回去，最後毒素都留在了經脈裡，時間久了堵塞住經脈就會不通，經絡不通四肢自然就會酸困。

肝為剛臟，體陰而用陽，夜間血液流入肝，肝得到血的滋養，肝的陽氣才能得到制約。經常熬夜陰血虧虛，肝得不到滋養，肝陽相對亢勝，這樣煩躁、發脾氣就不難理解了。

這位女患者聽我講解完後明白了很多，意識到了熬夜的危害。我給她開了養肝血通經絡的湯藥，並再次提醒她，我的藥是能治好病，但是如果還是經常熬夜，吃多少藥也不會管用的。

其實，肝臟對每個人都很重要，且對女性尤其重要。女子以血為養、以肝為先天，不管是月經還是孕產，肝都發揮著非常重要的作用，也就是說肝在女性的一生中都佔有非常重要的地位。因此女性一定要保護好肝臟，而保護肝臟最好的方式就是保證充足的夜間睡眠。

或許有時候迫於無奈必須熬夜，那我就在此教大家一個相對健康的熬夜的小訣竅。大家都知道晚上11點到凌晨3點是肝膽工作的時間，肝膽相照，互相影響，因此這段時間是睡眠的最佳時期，無論如何都一定要保證這個時間段的睡眠。如果連這四小時的時間都空不出來，那一定要在子夜時分（晚上十二點）睡上半小時。

還有的人存在一定的睡眠障礙，也就是我們常說的失眠。特別是工作壓力大時常焦慮的女性，或是更年期的女性，都很普遍。我也碰到過不少這樣的朋友，她們會說：「我不是不想睡，關了燈躺在床上腦子卻很清醒，就算白天工作了一天也無法迅速入睡。」

其實這樣的情況，就是我們常說的「心神不寧」，心主神明，整個人無法處於安靜、安寧的狀態。這種情況除了自己要努力調整心態以外，還可以通過

食療來改善。在這裡，我要給大家推薦幾種既能養肝，又能養心安神的食物，特別適合女性。

玫瑰花含揮發油、胺基酸、維生素等成分，有養心安神、疏肝解鬱的功效。

酸棗仁含有機酸、脂肪油等成分，有鎮靜、催眠、降壓的作用，是安眠佳品。

柏子仁作用和酸棗仁相似，並具有潤腸通便的功效，對陰虛血少的大便燥結十分有效。

龍眼肉又叫桂圓，含有葡萄糖、蔗糖、蛋白質等成分，有補益心肝、養血安神的功效。

百合除了有潤肺止咳的功效外，還能養心安神。古人常用百合調治類似神經衰弱的症狀。

5 怒傷肝，情緒失控肝受損

生活和人際交往中總會有讓你不順心的人或者事，有的人可以以平和的態度解決種種矛盾，而有的人則會以暴烈的脾氣來表達內心的不滿。殊不知，發脾氣或是暴怒，不僅破壞良好的人際關係，更是會對自己的健康造成傷害。

曾經有位上市公司的董事長來找我看病，他描述說自己最近經常頭痛、眩暈、嗓子疼，偶爾還會耳鳴，兩側肋骨也不時地隱隱作痛。

我看他面紅目赤，一臉的火熱之象，脈診弦滑有力，便問他是不是經常生氣。他說公司近幾年正處於發展期，壓力非常大，自己脾氣本來就不太好，在員工工作失誤時，經常會忍不住發脾氣，發完火就後悔了，傷了人不說，自己

生氣後身體還會更不舒服。

我說這就是你的病因所在。我們的老祖宗早就意識到了大怒傷肝的道理，《黃帝內經》中就有很多描述怒傷肝的名句，「人或恚怒，氣逆上而不下，即傷肝也」，人在大怒的時候肝氣上逆就會導致肝火上炎、肝陽上亢，從而出現頭痛、眩暈、嗓子疼、耳鳴等症狀。「若有所大怒，氣上而不下，積於脅下，則傷肝」，就是講大怒導致肝氣上逆，肝氣積滯在脅肋部，肝經循行的部位就會出現肋骨處疼痛。

「怒氣泄，則肝血必大傷」，經常發怒火就會導致肝氣大泄，氣為血之帥，肝氣泄必然會傷肝血。「怒則氣逆，甚則嘔血」，如果胃本來就不太好，肝的怒氣就容易犯胃，犯胃就會出現吐血的症狀。「大怒則形氣絕，而血菀於上，使人薄厥」，如果你的腦血管本來就差，大怒之下肝陽上亢，血隨陽氣上湧於頭面，就很容易發生腦出血而暈厥。

這位董事長聽完後明白了自己身體的不適都是因為怒火，他說自己知道發脾氣是解決不了問題的，但是又忍不住要發火，這怎麼辦呢？我解釋說，容易生氣主要是由於肝火太旺盛導致的，要想改掉這個毛病除了在心境上鍛鍊自己，還可以吃一些補腎水、瀉肝火的中藥。

為什麼要補腎水呢？從五行上講，肝屬木，腎屬水，水為木之母，肝木的生長需要腎水的滋養，如果腎水不足，則會導致肝火上升，讓人脾氣暴躁。我給他開了「杞菊地黃湯」加味的方子，也就是六味地黃加枸杞子、白菊花，以滋腎水、降肝火。

幾個月後他來找我，表示他最近經常聽到公司的職員說他脾氣變好了。不僅如此，他自己身體的不適也大致消失了。

你要知道，從古至今，中醫上就提倡要「制怒」。而今天，臨床醫學也已經證實：高血壓、中風、糖尿病、冠心病、腸胃病、癌症等常見病的突然惡化或發生意外，究其根本，暴怒常為首要原因。所以我常對身邊的人說：「調理

情志，養肝首位，必須制怒。」

　　如果大怒導致身體上難以忍受或者較為嚴重的疾病就需要及早就醫了，但如果只是輕微的不適，我們可以自行調節。首先，在想要發脾氣時你可以尋找其他事物轉移自己的注意力，躲開了「導火線」心情就會慢慢平復下來，再回過頭來，你會發現根本沒有什麼好生氣的。

　　其次，如果你的火已經發出去了，此時也不用擔心，大家可以按揉陽陵泉穴來瀉肝火，降低肝火對身體的傷害。

　　陽陵泉穴（圖6）位於人體的膝蓋斜下方，小腿外側之腓骨小頭稍前凹陷中。陽，陽氣也；陵，土堆也；泉，源源不斷也。該穴名意指膽經的地部經水在此大量氣化，常按此穴有清利肝膽濕熱、肝鬱氣滯、肝膽實火的作用。每次按揉5至10分鐘，每天兩次即可。

　　總之，大怒傷人又傷肝，請管理好自己的脾氣，不要讓怒火「肆意蔓延」。

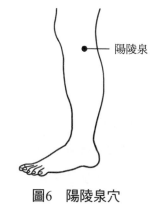

陽陵泉

圖6　陽陵泉穴

6 心眼小的人，常伴有肝氣鬱結

　　曾經有個女孩，30歲的時候母親去世，她無法接受這個現實，總是想著自己年紀輕輕就「沒了媽媽」，一直沒有從這種情緒中走出來，外加上生活中的一些摩擦，讓她患上了憂鬱症，結果沒兩年一查自己是肝癌晚期，並轉移到了骨頭。最後，沒過多久她也離開了這個世界。

　　親人的離世確實讓人悲痛，很多事實已經發生，我們無法改變，但可以讓自己學會接受現實，從現實中走出。但心眼太小、總是想不開的人，往往無法

接受已經發生的事實，就會很容易患上憂鬱症。要知道，憂鬱症雖然是一種心理疾病，但卻是健康的「殺手」。

其實憂鬱症在古代就早有研究，導致抑鬱的原因很多，但最主要的就是情志不遂、肝氣鬱結。肝是主疏泄的，疏泄功能正常，身體的氣機才會條暢，五臟六腑才能正常工作。心情不好肝氣鬱結時，肝的疏泄功能就會被抑制，長期處於被抑制狀態就會使機體功能紊亂。

這就好比古人講的肝屬於木。木曰曲直，樹木的健康生長是需要有個舒適的環境的，如果這棵樹經常受到外界環境的打壓，最後肯定會長得歪歪曲曲無法成材，人體的肝臟就是如此。現在的生活節奏很快，人的心理壓力又非常大，「心眼兒小的人」就顯得多了起來，我說的這種「心眼小」並非指先天性格的問題，而是指各種因素導致的精神敏感、容易多疑的狀態。這種人一般體型偏瘦，性格上比較內向，情緒跟晴雨錶似的變化無常，經常還會對身邊的事物產生懷疑，一點兒小事就能觸動敏感的神經。我觀察這類人通常看上去總是一臉惆悵，平時嘴角是向下掉的，給人一種很難相處的感覺。

《紅樓夢》中的林黛玉其實就是這樣一個「心眼小的人」。林黛玉的形象給人一種多愁善感的感覺，時常哀聲歎氣，一點兒小事就會想不開，甚至惆悵落淚。有的人可能覺得這是一種古典美，其實在醫學上這屬於病態，或者可以稱她為病態美。

像林黛玉這樣的人都比較情緒化，容易導致氣機不暢，從而形成肝氣鬱結。肝是調節人體的氣機的，氣機不暢，氣就會在體內運行受阻，這個時候哪裡受阻哪裡就會生病。肝經循行於胸脅，胸脅氣滯就會出現乳房脹痛、脅肋疼痛的現象。心胸氣滯就會有喜歡歎氣現象，歎一口氣氣鬱就會緩解，胸悶的感覺就會減輕。

「怒氣鬱，則肝血暗損。怒者血之賊也」，肝氣鬱結日久就會導致血行不暢、肝血受損、瘀血形成，女性會出現月經推後或者閉經，男性會出現性功能

減低等症狀。從舌象上來看，氣鬱的人舌頭兩側經常是紅赤的，久鬱的人還會出現暗紅的舌象，這就從氣郁發展成了血瘀。從脈象上看脈是弦緊而細的。

如果是肝氣鬱結初期，通過自身的情緒調節還能好轉。氣鬱日久就會慢慢由輕度抑鬱變為重度抑鬱。憂鬱症是非常危險的，嚴重了傷己又傷人，因此及發現並治療抑鬱情緒是非常關鍵的。如果你發現自己某段時間情緒比較低落，那就一定要儘早把自己拉離抑鬱的邊緣。

除了自身的心理的調節外，我給大家推薦一個簡單的舒緩情緒的小方法。「心眼小」的一類人平時可以喝「合歡茶」。合歡茶的主要材料是合歡花，「合歡」的名字就說明了這味藥可以使人歡樂無憂，同時還可以幫助睡眠。借合歡之名，希望大家積極陽光、合家歡樂。

具體的做法是：合歡花、白菊花各30g，綠茶1撮，用沸水沖開，當茶喝即可。也可根據自己的口味加幾粒冰糖。這道茶飲能夠疏肝解鬱，調節心情，對心情處於抑鬱、胸悶的朋友非常適合。另外，處於煩躁抑鬱的更年期女性朋友，也可以採用這個茶飲方改善自己的情緒。

☆肝臟喜歡你這樣養

我們五臟六腑的器官就像一部汽車裡的零件，或許暫時沒有大的毛病，但一定要保養維護。你花了幾十萬、幾百萬去買輛車，還知道定時保養，身體比汽車要嬌貴得多，更是沒有理由不去愛護了。養生，養生，不養就不會有好的生命質量，所以養才是健康的保障。

說到養肝，我們沈氏女科有一些獨到的方法，這些方法行之有效，因為我們沈氏女科的各代傳人都是受益者，患者和朋友也是受益者，所以希望你沒事的時候可以在家試試。

首先說食療方，我推薦兩款食療粥膳，製作方法非常簡單，味道又好，大家可以學起來做做看。

1. 菊芹粥

做法：白菊花15g、連根芹菜30g煎水取汁，用此水煮綠豆30g、薏米150g、荸薺（去皮）20g，熬成粥，一天分2次食用。可每週吃上兩三天。

功效：具有降壓清熱，利濕寧神，養肝護肝的功效。

2. 養肝八寶粥

做法：紅棗10個、枸杞子10g、白扁豆30g、龍眼肉10g、烏梅10個、薏米30g、銀耳10g、赤小豆10g。將材料洗淨之後熬粥，放適量紅糖、薑片。

功效：調經止痛、益氣養血、養肝健脾。除了這兩種粥膳以外，我們沈氏女科還有一個家傳的養肝秘方「**養肝安神散**」，其實也非常簡單：當歸、白芍、柴胡、炒白扁豆按照1：1：1：1的比例研磨成粉，每晚睡覺前用溫開水送服3g，同樣具有養肝安神的功效。而這些中藥，一般藥房基本上都能買到，非

常方便。

還有一些朋友喜歡通過經絡穴位來養護身體，我一樣也有兩個家傳的養肝安眠穴位推薦給大家。這兩個穴位可以說是養肝護肝的首選。

穴位1：神門

神門穴（圖7）分屬手少陰心經，在腕部，腕掌側橫紋尺側端，尺側腕屈肌腱的橈側凹陷處。按摩神門穴對失眠、心痛、驚悸、健忘等心與神志病症有很好的改善作用，同時也能具有降低血壓、安神養肝的功效。

穴位2：太沖

太沖穴（圖8）分屬足厥陰肝經，位置在腳背第一、二蹠骨結合部之前的凹陷中。我前面講過，按摩太沖對肝臟排毒有很好的效果，除此之外，對卒中、口眼歪斜、咽痛、目赤腫脹、頭痛、眩暈等肝經風熱病，以及黃疸、脅痛、腹脹、嘔逆等肝胃病症也有很好的治療作用。

手上的神門穴和腳上的太沖穴，可採用手指指針點穴按摩（指針點穴是用一指或二、三指點在痛點或穴位上，先輕後重），每天按2次，每次15分鐘，堅持數周，可起到養肝護肝、安神助睡眠的功效。如配以上面所列的兩道粥膳或養肝小秘方，效果更佳。

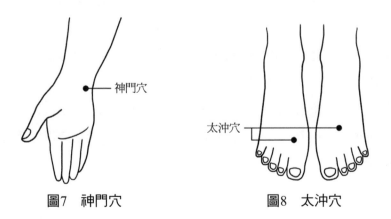

圖7　神門穴　　　　　　　圖8　太沖穴

脾為何越來越弱？

　　十個人五個脾虛，我這麼說一點都不誇張。中醫上講，脾主運化，是對人體至關重要的器官。但無節制的飲食和糟糕的作息習慣，讓脾變得越來越虛、越來越弱，結果是脾的運化能力差了，疾病就來了。

1 愛吃涼食，陽傷脾虛諸病來

　　我年輕的時候不像現在，那時候冷飲不多，炎炎夏日也就是喝一些茶、吃一些瓜果來祛暑，可是現在卻不一樣，層出不窮的冷飲、冰淇淋佔領了人們的生活，很多人管不住嘴巴，想要享受那份涼爽，卻不知道實際上已經埋下了疾病的種子。

　　仔細想想，人體是一個相對封閉的「口袋」，本身內部循環是熱的，你卻非要總是往裡放冰冷、寒冷的東西，不生病才怪。

　　去年入秋，有位老太太帶著小孫子來看病，她說孫子經常感冒、發燒，感冒起來還咳嗽、拉肚子、不停地流清鼻涕。我看這孩子舌根脾胃處發青，心想他一定是愛吃涼食。

　　果不其然，他奶奶說孩子特別喜歡吃冰淇淋喝飲料，每天必不可少。聽到這裡我就忍不住勸誡這位奶奶，疼愛孫子是對的，但是不能這樣慣著他，讓

他養成不好的習慣。小孩子本來脾胃就虛弱，經常吃涼的肯定會損傷脾陽，脾陽是後天之本，脾陽一傷病也就來了。我給他開了些溫陽健脾的藥，臨走囑咐這位奶奶，回去一定不要再讓孩子吃涼食，最好是能給他養成一個吃熱食的習慣。

可能大家覺得我對小孩子太嚴厲了，小小年紀就無法享受到涼品的美味，其實現在的放縱只會在不久的將來對他的身體造成傷害。冷飲進了肚子裡是需要陽氣先溫暖成和身體一樣的溫度才消化的，吃太多冷飲就會經常消耗脾陽，日久脾的陽氣就會虧虛。

其實脾就好比火爐，陽氣就是柴火，你不停地用火爐加熱冷水，柴火就會消耗得很快，直到你砍的柴供不上火爐燒水，這也就意味著陽氣虧虛了。

脾陽損傷之後，輕者厭食、挑食，重者嘔吐、泄瀉。吃進去的食物都是靠脾胃的陽氣運化才能化生氣血，人體得到氣血的濡養才能生長，這就是《內經》中「陽生陰長，陽殺陰臟」的道理。其實冷食不僅僅傷脾的陽氣，還會傷五臟六腑乃至全身的陽氣。比如脾陽受損，導致腹瀉，久泄久利就會損傷腎陽，出現手足不溫，畏寒，痛經，精神倦怠疲乏等症狀。其實，人全靠一身陽氣生存於世，明代著名醫家張景嶽所說的「天之大寶，只此一輪紅日；人之大寶，只此一息真陽」正是此意。

現在的孩子們經常是冷飲在手，我看著真是為他們的身體憂心。很多家長並不是不懂這些寒涼傷陽的道理，他們只是屈服于孩子對涼食的渴望。孩子可能沒有判斷力，但是作為家長一定要幫助孩子建立起這種健康觀，出於對孩子們未來的負責，不要過於溺愛。

推而廣之，我們大人何嘗不是明知故犯，明知道貪涼不好，可是自信自己能扛得住，或者覺得能養回來，就肆無忌憚地貪涼飲冷，最後喝出一堆病。

俗話說，病來如山倒，病去如抽絲，人一旦生病是很難恢復到健康狀態的。所以，與其想著吃壞了再把陽氣養回來，不如想想怎麼不傷陽氣。

曾經有個年輕人，身體壯碩，有個愛好就是喜歡喝冷牛奶，其實應該叫冰牛奶，按他的話說就是帶碎冰的那種。他喝了兩年冰牛奶，現在是一遇風冷就拉肚子，一喝冷飲就胃痛，滿臉痘痘，一喝清熱解毒的藥就腹痛作瀉。最後我給他開了大劑的附子理中湯，溫中散寒，慢慢調理了3年才恢復如常。真是喝了幾年冰牛奶，就要喝幾年熱藥啊。

真要是說起來，就沒有養陽氣的方法嗎？肯定是有的。不說道家追求純陽之體，也不說氣功養氣練氣之法，就只論平日裡的衣食住行，總結起來有這麼幾條：早睡早起，遮風避寒，不食飲冷，不妄作勞。最後，再教大家一個食療的方法：每天3片醋泡薑，陽氣充足身體好。

2 不吃主食，脾氣不足精神差

有一回，我在上海的小侄女過來看我。我讓家人給她準備了一桌子飯菜，但是她卻不怎麼動筷子，只是簡單地吃了幾口蔬菜。我問她是不是胃口不好，她告訴我說最近流行一種減肥方式：只吃蔬菜水果，不吃主食。我說這可不行，減肥我是支持的，但是不吃主食光吃瓜果蔬菜，你的脾胃一定會受傷。脾胃沒有了五穀的滋養，無法得到溫暖，氣血都會虧損，這是肯定不行的。

在我一通勸說下，小侄女終於在意識上有了轉變，開始好好吃飯了。其實靠不吃飯來養生的方法自古就有，像佛家有過午不食的戒律，道家有辟穀的功法，但是這些都是作為修行的一部分，是有相配合的功法的，比如打坐等。我們普通人需要工作和交際，如果想通過不吃主食來減肥，那麼一來會導致氣血不足，二來也會損傷脾胃。

《黃帝內經‧素問》中說「五穀為養，五果為助，五畜為益，五菜為充，

氣味合而服之，以補精益氣」就是這個道理。只有五穀才能夠補養身體，瓜果蔬菜只是起輔助作用。

《黃帝內經》中還有這麼一句，「穀肉果菜，食養盡之，無使過之，傷其正也」，這裡就是講穀肉果菜我們都要吃，說明我們的老祖宗對於平衡飲食非常重視。

我們醫院有個年輕的王護士，也是聽信不吃主食，只吃一些涼拌蔬菜沙拉的說法，後來體重下降了快10公斤，但是出現月經延期，經量少，食欲不振，手足冷，乏力沒精神等症狀，於是就來找我調理。我一看她面色暗黃，沒有光澤，脈細弱無力，尤其右手關脈更是細弱如絲，辨證為脾胃氣虛，氣血兩虛，給她開了人參歸脾湯十四劑，並囑咐她以後一定要好好吃飯。

王護士因為不吃主食，脾胃缺乏五穀之氣的溫養而虛弱，導致氣血生化無源，日久則氣血虧虛，繼而出現精力減退，神疲乏力，月經量少，延期，甚至閉經等症狀。要知道五穀最具土氣，是微微甘甜而入脾的，能養五臟。因此我說想要通過不吃主食來減肥的方法是絕對不可行的。

正確的節食減肥方式應該是飲食平衡，種類多但是量不大，這才是「管住嘴」的真正含義。否則體重下來了身體也垮了，皮膚也變得沒有光澤，最終得不償失，這可就與「美麗」背道而馳了。

從西醫來講，我們每天需要攝入一定量的碳水化合物，用以維持身體70%的能量供應，雖然在蔬果和五穀類的主食中都含有碳水化合物，但是其含量比例相差很大，蔬果中的碳水化合物含量遠不及主食。吃蔬果減肥主要是因為其中的纖維素以及產生的飽腹感可以減少食量，攝入的能量不夠，身體就只能燃燒脂肪甚至消耗身體的蛋白質來提供能量，這樣身體很容易就會出現各種代謝異常。

所以說，想要減肥，不能靠低碳水化合物的飲食方式。西醫認為肥胖是因為一天的總熱量攝入大於消耗量，而單位脂肪含有的熱量要比醣類大得多，因

此正確的飲食方式應該是低脂而富含碳水化合物。我們的日常飲食能量比例中碳水化合物應該占到55%～65%，這樣才能夠滿足身體所需。因此我建議大家最好每天能夠吃兩種以上的主食，如馬鈴薯、地瓜、白米、大豆、玉米、小米等，任選其二。

3 過度勞累，內傷脾胃百病生

脾胃是人生、長、化、收、藏的根本，如果脾胃受傷，人體所需的陽氣、陰精、營血，也就必然不足，新陳代謝活動也就不能正常運作，各種疾病也就隨之產生。所以，金元四大家之一的李東垣在《脾胃論》中說：「內傷脾胃，百病由生。」各種致病因素中過度勞累是損傷脾胃的一大主因。很多人可能都會有這樣的體會，辛苦勞作一天，該休息的時候卻發現睡不著了，心情煩躁、全身燥熱難耐，躺在床上輾轉反側，雖然很困乏卻毫無睡意。這就是我們俗稱的累過頭了。好不容易熬到第二天，又出現了新的問題，或者是不想吃飯，或者是食欲極好但是吃了不消化，又或者是大便不通暢。這就是勞累過度脾胃受傷的體現。

人身陽氣「煩勞則張」，煩勞傷陽，元氣不固，穀氣不升，陰火不藏，所以會心煩躁熱難以入睡；身體不得休養生息，從脾胃外逸的元氣不得恢復，因此不想吃飯；陰火消穀，故而食欲較好，但脾胃運化無力，所以吃了不消化，大便不順。從這裡我們能看到，內傷脾胃病症狀變化複雜，總結起來大致可以分為五類。

一者運化不足，水穀不化而濕困，倦怠嗜睡，大便泄瀉；二者脾胃元氣不足，氣短脈弱，身倦乏力。脾胃生化無源，陽損及陰，陰血虧虛，心悸，皮毛

枯槁，頭髮脫落；三者脾土不能生金，氣虛自汗，四肢發熱；四者脾氣不升，自覺墜脹，氣短乏力，或者影響氣化，小便不利，或黃赤而少，或尿多，遺尿、尿頻、憋不住尿等。

我年輕的時候曾治過一例小孩遺尿，這個8歲的孩子是一位副局長家的姪子。男孩子很調皮，一天不到晚不進家門，到處瘋玩，最近半年出現了經常尿床的現象。第一次見他時面色萎黃，不好好吃飯，家人說課堂上還經常打瞌睡，注意力不集中，平時容易感冒。考慮到他很貪玩，再加上其他的症狀，我判斷是「過度勞累」導致的脾虛氣陷。脾氣是有升提固攝作用的，脾氣虛弱就會提不住尿導致尿床。我給他開了補中益氣湯，喝了兩週他就痊癒了。

那麼我們要如何強健脾胃呢？《黃帝內經》講脾主四肢，即人體四肢對應脾，四肢得伸，脾胃得健。所以，健脾胃最好的方式還是運動鍛鍊，當然鍛鍊也要有個度，否則太過就變成了「過度勞累」。我經常建議我的患者多動動，但我發現有很多人會有這樣一個誤解：我每天都在動啊，幹活，走路，買菜洗衣做飯等，怎麼越動越累，越動脾越虛啊？這就是此動非彼動，我們談的兩種運動有本質上的區別。我講的是神形合一的運動，大家說的運動是心意外放的勞動。

觀察一下太極拳的高手，打拳的時候一定是心神收斂。反之，勞動時的你，一定是注意力集中的處理問題。你都不去關注自己的身體，身體怎麼可能得到鍛鍊呢！所以我經常建議大家，每當你過度勞累的時候，就請安安靜靜地閉上眼睛，不去思考任何問題，只去體會自己的身體，哪裡酸了、哪裡累了、哪裡疼了，然後對自己的身體說「你辛苦了」，深呼吸數分鐘後睜開眼睛，你會覺得眼前一亮，精神倍增！

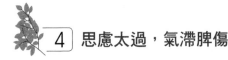

4 │ 思慮太過，氣滯脾傷

《黃帝內經》講「脾主思，思傷脾」，這句話我們大部分人都聽過。那麼為什麼脾主思？思慮太過又怎麼會傷脾呢？

首先我們大家都知道思考是靠心腦來完成的，而並非脾。脾自己不能思考，但是脾屬土主靜，人安靜而後能深思，這就是《大學》所謂「安而後能慮也」。你看「思」字，上為「田」，下為「心」，心腦之思考全賴於脾土的鎮靜之力，這一點古人早有研究。

那麼思慮太過是怎麼傷及脾的呢？中醫裡有個詞叫作氣機，是指人身臟腑氣血運動的趨勢，可以概括為升降出入。那麼其中脾是主升的，而思考的過程相當於阻礙脾升發的過程，思慮太過之後，脾氣長久得不到升發，就會被壓制住，從而導致氣結於中，中焦氣滯不通，比較常見到表現有：胃部常有堵塞感，不想吃飯，腹瀉，甚至肌肉消瘦，頭昏眼花等。

最近有位患者就很典型。這個患者是位年輕人，因為吃不下飯來找我看病。我觀察這個年輕人身體健壯，但是因為食納不佳，臉色已經開始發黃。一問原因，原來是在前不久上司交給他一個艱巨的任務，所以他就整天思考著怎麼能圓滿完成。

他描述說自己當時就連吃飯睡覺都在想，不過可喜的是最終順利完成任務，贏得了上司的肯定。但自此以後他發現自己一吃東西就胃脹，吃下去還堵得慌。他這就是思慮太過導致脾虛氣滯了。現代醫學認為，人在思考的時候大腦供血增加，而脾胃的供血則會大幅度下降。如此想來，像他這樣喜歡思考的人脾胃的供血經常是不足的，長久如此脾胃的功能肯定會受到影響，這類人容易得脾胃疾病也就不難理解了。

　　所以我勸戒他，以後吃飯睡覺的時候儘量不要想事情，該工作就工作，該休息還得休息，要學會勞逸結合。我給他開了理氣健脾的中藥，調理一段時間後基本恢復正常。

　　我們現在的生活中信息量如此之大，需要處理的事情那麼多，不思考是不可能的，那麼要如何保證思考不至於太過呢？

　　第一點就是要勞逸結合。每工作1～2小時的時間，就要停下來休息10～15分鐘。人的注意力相對集中的時間也就一小時左右，過了這個時間再繼續下去也是事倍功半，倒不如停下來休息一下。

　　但是這裡面有個誤區，很多人認為停下來休息就是捧著手機上網，其實這樣你的身體是得不到休息的，反而會加重疲勞感。網上的東西比工作中的事務雜亂多了，看似只是手在滑來滑去，其實大腦也在不停地運轉。

　　第二點是千萬不要在吃飯時動腦筋。用餐時包括餐後一小時脾胃都是在高速運轉的，此時想事情、處理工作學業，會對脾胃造成極大的負擔，長期如此很容易導致消化系統疾病。

　　第三點是我給大家推薦的常用處方。對於腦力勞動者，難免會出現思慮太過而傷脾胃的情況，這個時候，大家可以服用香砂六君丸。如果只是輕度的脹滿不適，也可以泡點陳皮、山楂，吃點白蘿蔔等理氣的食物。

☆脾不虛，病不找

　　有一些中醫基礎知識的朋友都聽說過：「脾主運化，胃主受納」，說得是二者共同完成食物的消化吸收及營養的運輸，從而滋養全身。脾具有將水穀化為精微，並將精微物質轉輸至全身各臟腑組織的功能。

　　水谷入胃，全賴脾陽為之運化。所以古代醫論著作《醫原》上講到：「脾有一分之陽，能消一分之水穀；脾有十分之陽，能消十分之水谷」，是非常有道理的。脾一旦有毛病，身體就不能實現這種轉化，人吃進去的飯、喝進去的水，不能正常運化，無法供給五臟六腑營養，結果是什麼？人體的血液減少了，臉色就由白變黃了。

　　所以我們中醫看一個人的脾好不好，先看臉色，當我們看到一個人臉色發黃，且不太明亮、不太潤澤，基本就能判斷這個人脾虛。如果伴有精力差、易困倦、食慾減退、消瘦或虛胖、大便溏稀、納少腹脹、面目浮腫等情況，一定是脾虛無疑。

　　脾虛辨證來看，一般可分為脾氣虛、脾陽虛、中氣下陷和脾不統血這四種，其中前兩種是比較常見的，基本上我碰到的十個患者朋友，就有一半或多或少存在這兩種脾虛症狀的。很多人對脾虛的危害認識不夠，甚至根本不知道自己有脾虛。例如，大便溏稀的人，總是以為自己胃腸不好，去了醫院做胃鏡吃胃藥，折騰了半天都不見好。其實問題出在了脾上，脾陽虛的厲害，無法幫助腸胃對食物進行運化，所以才會出現這種情況。

　　而且脾虛長期得不到改善，會導致各種疾病的發生，特別是女性。比如中氣下陷的典型症狀就是久瀉、脫肛、子宮脫垂等；脾不統血的典型症狀是月經

過多、崩漏、便血、皮下出血等。實際上，對身體的危害是巨大的。長期脾虛的女性氣色差，男人精力差，都會對生活造成一定的影響。所以，適當的健脾補脾還是有必要的。

常見的補脾食物有：

地瓜即蕃薯、紅薯。補脾胃、益氣力、寬腸胃。宜於脾胃虛弱、形瘦乏力、納少泄瀉。多食易引起反酸燒心、胃腸道脹氣。

香菇益胃氣，托痘疹。宜於脾胃虛弱，食欲不振，倦怠乏力。屬於發物，麻疹和皮膚病、過敏性疾病忌食。

山藥補氣健脾，養陰益肺，補腎固精。宜於脾氣虛弱，食少便溏，慢性泄瀉。濕盛和氣滯脹滿者忌食。

栗子補脾健胃，補腎強筋，活血止血。宜於脾虛食少，反胃，瀉泄。氣滯腹脹者忌食。

紅棗補益脾胃，養血安神。宜於脾胃虛弱，食少便稀，疲乏無力。氣滯、濕熱和便秘者忌食。

雞肉補中益氣，補精添髓。宜於脾胃虛弱，疲乏，納食不香，慢性泄瀉。實證、熱證、瘡瘍和痘疹後忌食。

豬肚補益脾胃。宜於虛弱、泄瀉，近代用於胃下垂和消化性潰瘍。

牛肚補益脾胃，補五臟。宜於病後氣虛，脾胃虛弱，消化不良。

羊肚補虛弱、益脾胃。宜於形體瘦弱、脾胃虛寒。

牛肉補脾胃，益氣血，強筋骨。宜於脾胃虛弱，食少便稀，中氣下陷，慢性泄瀉。

花鯽魚補脾胃，益氣血。宜於脾胃虛弱，食欲不振。虛寒證、寒濕證忌食。

泥鰍補中益氣，利水祛濕。宜於中氣不足、泄瀉、脫肛。

白米補中益氣，健脾和胃。宜於中氣不足，倦怠乏力、食少便溏，脾胃不

和，嘔吐、泄瀉。

糯米補中益氣，補肺斂汗。宜於脾虛腹瀉，食積證、氣滯證、濕證、脾虛胃弱及消化不良者忌食。

扁豆健脾化濕，清暑和中。宜於脾虛濕盛，食少便稀，暑濕吐瀉。氣滯腹脹者忌食。

菜豆健脾，補腎。宜於脾胃虛弱，腹瀉，嘔吐。氣滯證和便秘者忌食。除了補脾常吃的食物以外，我們還要記住哪些食物是脾虛者儘量遠離的。

易損傷脾氣的食品，如苦瓜、黃瓜、冬瓜、茄子、空心菜、芹菜、莧菜、茭白、萵苣、柿子、香蕉、枇杷、梨、西瓜、綠豆、豆腐、裸麥等。味厚滋膩，容易阻礙脾氣運化功能的食品，如鴨肉、豬肉、鱉肉、牡蠣肉、牛奶、芝麻等。利氣消積，容易耗傷脾氣的食品，如蕎麥、山楂、蘿蔔、香菜等。這些食物最好少吃為宜。

對於脾虛胃口差的朋友，我再向各位介紹一個沈氏女科家傳的末藥方（粉末）「**健脾開胃散**」：焦山楂、穀芽、麥芽、神麴各100g，按照1：1：1：1等量研成粉，每次沖服3g，每日1～2次，兩週為一個療程。這個方子有助消化，對脾不健運、脾虛引起的胃口差、食欲不振，有很好的改善作用。同時這個方子也有祛痰的功效，老少皆宜，男女通用。

胃，你還好嗎？

說完了脾，我們再來看看脾的「好兄弟」胃，是怎麼被不良的習慣所傷害的。作為消化器官中最為辛苦的一個部位，胃肩負著無比重大的責任，但令人遺憾的是，卻很少有人懂得關注。

 1 不吃早餐的人，長期胃空著早晚胃潰瘍

我們這個年紀的人大都習慣了早起，早餐自然也是必吃的。現在的很多年輕人都有晚睡晚起的壞習慣，工作日總是匆匆忙忙地上班上學，放假又賴床不起，久而久之早餐就成了一件可有可無的事項。在他們看來，早餐不過是一頓飯的事兒，卻不知道不重視這頓飯就能讓你患上胃潰瘍。

幾個月前我遇到過這樣一位年輕患者。那天早上我剛到醫院坐定，一個二十多歲的年輕人便匆匆忙忙地走進診室，他還沒等坐穩就開始敘述病情：

「沈醫師，我胃疼了好幾年了，最近疼得厲害，我趕時間上班，麻煩你幫我看看吧！」一聽是胃疼，我首先問了他的飲食情況，一番瞭解後得知他從國中開始就很少吃早餐，工作後更是沒時間顧及，就連今天看病都是勉強起床匆忙趕來的。

詳細詢問後得知，他高中的時候就查出有慢性胃炎，最近經常出現吃過飯胃痛的情況，鬧得他連飯都不敢吃了，本來就只吃兩頓飯，現在吃得更少了，

75公斤的年輕人半個月就瘦了5、6公斤。他除了胃痛還有反酸、胃脹、口渴的症狀，這一聽基本上就是慢性胃炎發展成了胃潰瘍。

他整張臉看上去是蠟黃的，把了把他的脈，虛弱無力還有熱象，中醫上是脾胃虛弱、虛火灼胃。年紀輕輕的就得了胃潰瘍，看著都讓人心疼。

我跟他說我見過不少得胃潰瘍的，但沒見過像你這麼不知道照顧自己的。你今天上午說什麼也得先請半天假，好好吃頓「遲到的」早餐，我今天一定得跟你說清楚這個病的重要性。首先你得知道你怎麼得的這個病。

中醫上講上午7點到9點是胃經主令，9點到11點是脾經主令，也就是說整個一上午都是脾胃工作的時間，也就是胃酸分泌相對旺盛的時候。而胃完全排空食物最多需要6小時，所以晨起時胃裡早就空空如也。你應該知道胃是管消化食物的，它可不像人一樣聰明，不管你吃沒吃東西它是一定會工作的，你不吃早餐不讓胃去消化食物，那它就去消化你的胃黏膜。久而久之黏膜薄弱的地方被消化掉，接下來又去消化黏膜下的胃壁，胃壁可是你身上的肉呀，肉都被消化了，你能不胃疼嗎！

再給你打個比方吧。其實胃黏膜就好比屋頂，胃酸就好比酸雨，吃下的食物就相當於給屋頂加了一層防酸保護膜，你不吃早飯屋頂就直接受到酸雨的腐蝕，長此以往你的屋頂就被腐蝕破裂，屋頂破了你的肉身也就難保了！

他聽我講解之後連連點頭，後悔自己沒有早點來看醫師，還追問我會不會有生命危險。我笑著跟他說你現在知道害怕了吧，其實不用太著急，只要你從現在開始按我說的做，胃潰瘍就不是什麼要命的病。但是如果你依然我行我素，那就嚴重了！輕的引起血管破裂就是胃出血；重的導致胃破裂就是胃穿孔；胃破了之後裡面的東西就會流到肚子裡，原本無菌的腹腔進來異物就會發炎，這就發展到了腹膜炎，那可嚴重了，治的不及時就真的要命呀！

年輕人聽到這兒有點緊張了，直問我該怎麼辦，我把該注意的從頭給他說了一遍：首先，無論多忙都一定要在7點左右起來吃早飯；其次，不能吃過於刺

激的食物，辛辣寒涼的都儘量不要吃；再次，工作也不要太拼命，勞逸結合，留得青山在不愁沒柴燒嘛；另外，胃潰瘍容易受不良情緒影響，因此要盡量開心點；最後，一定要按時吃我開的藥，定期來複診。

年輕人很聽話，回去後照我說的做。第一個月胃就很少痛了，第二個月胃就沒再痛過。我告訴他胃不痛了，但是潰瘍還是在的，所以一定要堅持良好的習慣。

從這個年輕人身上，大家也應該能吸取教訓吧。早餐是一定要按時吃的，最好趕在8點之前，也就是胃開始工作前把早餐解決掉。千萬不要讓自己的胃空虛太久，否則它會跟你鬧脾氣！

說到胃潰瘍，如果你有感覺自己的胃有胃痛泛酸的症狀，就要小心了。特別是吃飯之後1小時出現腹部的疼痛感，經過一兩小時才有所緩解，這就是胃潰瘍的典型症狀。但是由於胃內濕潤，潰瘍很難癒合，所以要治療胃潰瘍病，首先要做到制酸和保護胃黏膜。

我們沈氏女科有個傳下來的方子叫「**烏貝散**」，對胃潰瘍及十二指腸潰瘍都有很好的改善和治療功效。「烏貝散」的主要組成是：制酸用烏賊骨15g、鳳凰衣3g；保護黏膜用白及10g；清熱解毒、消癥散結用浙貝母10g、蒲公英10g；熱性反佐，健胃止痛用甘松3g，共6味藥研為細末，裝入1號膠囊（0.3g），每次吃上5粒，每日2次。大家可以到藥房買來這些中藥，然後試一試，看看潰瘍病是不是減輕了許多。

②　「一冷一熱」，胃的眼淚你看不見

天冷了大家都喜歡吃火鍋，這是個很好的禦寒保暖食物。但自從冷飲出現

在飯桌上，火鍋就變得沒那麼「溫和」了。

去年冬天一位上大學的年輕人來找我看病，他描述自己最近一個多月胃裡燒心、反酸，有時候晚上還會難受得睡不著。我詢問他飲食狀況，他説平時喜歡吃火鍋，而且喜歡吃麻辣鍋，每頓飯還喜歡喝冷飲，這就難怪了。冷熱刺激性食物長期如此刺激胃食管黏膜，黏膜就會變得脆弱，不能抵禦胃酸侵蝕，吃飯後胃酸分泌過多，就會導致燒心。胃不和則臥不安，晚上睡不著也就不難理解了。

這位年輕人的病是因為寒熱交替飲食得的，因此造成的就是寒熱錯雜的病，治療的時候還得以寒熱並用的方藥。我給他開了幾劑湯藥，給他講解了病情，臨走時他對我説「以後再也不這樣吃飯了，吃的時候嘴巴舒服，吃完了胃可難受死了」。

在生活中我發現這樣吃飯的大有人在，他們吃飯時餐桌上必有冷飲，這可不是個好現象。胃壁到處都是微血管，你先吃點熱的讓血管擴張一下，又突然吃點涼的，讓血管收縮一下，這「一驚一乍」的刺激，血管肯定受不了。時間久了，輕的可能只是前面那位年輕人的症狀；重的如果引起微血管痙攣就會胃疼；再嚴重了血管受到長期刺激變脆弱，就很容易引起胃出血。

胃也是你身上的肉，如果把自己的身體比作胃，冷熱交替飲食就好比給你澆了盆冷水再烤烤火爐，連續多次這樣你肯定會感冒，甚至發燒，更別提單薄的胃了。

中醫裡胃是喜燥惡濕的，同時胃也是屬於陽臟，由胃陽的推動來工作的。長期的冷食和熱食交織在一起，最容易傷及胃陽，而胃陽受損又容易導致運化功能減退，從而產生濕邪，濕邪阻滯胃腑又會影響胃的功能，最終形成惡性循環。

推而廣之，我看見很多人在夏天是冷飲不離手，夏季本就應該是陽氣浮散在上的，此時吃進去的冷飲碰上了浮著的胃陽，這一冷一熱一交爭，冷飲肯定

戰勝胃陽贏得勝利。胃陽被冷飲這麼一打壓，肯定會損兵折將，如此久而久之胃陽虛也就逐漸形成了。

說了這麼多冷熱交替飲食對胃的傷害，那麼我們到底應該吃什麼溫度的食物呢？我的回答是太熱太冷的食物都不要吃，與體溫相近的食物最舒適。不吃冷食大家可以理解，為什麼熱食也不能吃呢？

其實，過熱的食物會刺激消化道黏膜，長期吃過熱的食物很容易發生上消化道癌變。河南有個村莊就曾經是食管癌的好發地區，後來經過調查發現，這個村的村民大多數都有一個習慣就是喜歡吃很熱的飯，由此才揭開癌症村的謎題。而與體溫相近溫度的食物是對消化道刺激最小的，同時也是最適合於胃消化的。那麼與體溫相近的溫度是多少呢？其實你的口腔就是一個天然的體溫計，放在嘴裡不燙也不冷，感覺剛剛好，那就是你的體溫了。

3 把藥當飯吃，胃氣受傷，動力全無

以前大家總喊著「看病難，看病貴」，現在我們的醫療保障政策越來越完善了，看病吃藥掏的錢也越來越少了，這也就導致很多人有了這樣的心理：看病便宜，反正有健保。你可能認為自己佔了大便宜，但我覺得你是吃了大虧。

還有的人是習慣了有病去醫院抓藥，覺得無論是多大的病，不吃藥肯定不會好。這種想法也非常錯誤，要知道，我們人體是有自癒功能的，完全可以通過食療食補和經絡推拿來改善自己的病情。而且很多小病，例如感冒之類，你去醫院開的一些西藥無非是緩解表面上的症狀，其實還是需要你自己身體經過一段時間的調整，將身體裡的風邪、濕熱排出，人體達到陰陽平和才能完全康復。

有位七十多歲的老人，他年輕的時候就患上了胃病，但自己十分注意保養，胃也一直沒有痛過。前些日子因為天氣無常，結果感冒發燒了，老人受不了，趕緊找了些止咳、消炎、退燒藥吃了。結果感冒還沒好，胃病又犯了，不停地反酸和腹痛。

這位老人胃病復發，是因為感冒藥中的解熱鎮痛成分。其實對於健康人來說，偶爾吃一些這種藥物，儘管也會傷身，但影響不大，身體完全可以承受。但本身就有胃病的人，尤其是有慢性胃病的人，在服用某些藥物時就特別容易受傷。

你要知道，我們吃下去的所有藥物都要和胃壁親密接觸。而不管是西藥還是中藥，它們對胃黏膜都會有刺激，只是輕重程度不同罷了。如果是把藥當飯吃的人呢？想想看，這樣做會對胃造成多大的傷害。

還有的人認為西藥對腸胃、肝臟的傷害比較大，覺得中科學藥相對副作用小，就放鬆了警惕。其實也不是，因為科學中藥裡有一些寒性的中藥，長期吃，對脾胃的傷害也是很大的。什麼是寒性藥呢？一般來說，中藥的辛涼解表、清熱解毒和滋陰、瀉火類藥物都是寒性的，比如大家比較熟悉的黃連、黃芩、黃柏、梔子、蘆根、決明子、龍膽草、地骨皮、銀柴胡、連翹、蒲公英、魚腥草、土茯苓等，它們都是涼性的，中醫會拿來治療熱證。

那麼，這些寒涼的中藥為什麼會傷胃氣呢？食用的寒性食物或者藥物過多，會導致寒凝胃脘，這樣就遏制了陽氣，導致體內陰陽失衡，於是胃氣失和，身體不適。

我有位患者就是因為自己亂吃藥而損傷了胃氣，導致嚴重的脾胃虛弱。他是屬於易上火體質，還總喜歡吃辛辣刺激的食物，一感覺嗓子不舒服了就吃點喉片，吃了喉片嗓子就舒服。結果他養成了習慣，有事兒沒事兒就含兩片，就像吃口香糖一樣，吃了一年多，胃出了問題。他哪知道，這種清咽利嗓的喉片中含有一些瀉火的寒性中藥，經常吃一定是傷胃傷脾的。

胃氣是管胃腸的蠕動排空和消化吸收的，而胃氣又是靠五穀飲食來化生的，胃氣消化了藥物就沒有精力去消化食物了，食物消化吸收的少胃氣日久就會虧虛，生化之源都虧虛了，哪能不生病呢！

不管你有沒有胃病，假如一定要服用寒性中藥，我建議你一定要「寒藥溫服」，煎好了趁熱喝，而且在飯後喝。有時候胃病比較嚴重，負責任的醫師還會幫你加一些溫中散寒的藥，這都是為了給胃多一些保護。

在我的患者裡還有這樣一類人，他們常年在我這裡吃中藥，甚至我們都成了關係很好的朋友，他們基本沒什麼病了，還是繼續來吃藥。我跟他們開玩笑說：「每週都來我這裡報到，是捨不得我吧。」

他們也經常會開玩笑地說：「沈醫師這麼好，怎麼捨得離開呢！」老患者我當然喜歡，對他們的身體已經瞭若指掌，根本不須要花時間瞭解病情。但令人憂心的是，中藥也是藥呀，不能當飯吃。他們一般都已經沒什麼大礙，小的不適只需調養就好。

很多老患者吃藥吃成了習慣，每天三頓不吃飯也一定要吃藥。我經常會半開玩笑地勸他們別再來看我了，自己回去合理飲食、起居有常即可。即使是需要長期吃藥的慢性患者我也會讓他們吃一段時間藥，休息一段時間，以養護胃氣。

那麼，對於胃氣受損而導致脾胃不和的人，應該怎麼調理呢？我給大家推薦「黃金粥」。「黃金粥」名字雖然有黃金二字，但食材卻並不昂貴，其實就是用小米、玉米、南瓜、大棗（紅棗）來煮粥，只是因為除了大棗，小米、玉米、南瓜的顏色如同黃金，故取名為黃金粥。

黃金粥具有補胃氣、健脾開胃的功效，主要是因為食材的功效：小米具有健脾和胃的功效，玉米能調和脾胃，南瓜補中益氣，大棗補血養氣、調和五髒。所以常喝黃金粥，脾胃不發愁。

另外，在飲食上可以多吃土豆、山藥、香菇、板栗、牛肉、雞肉、鱸魚、

鱔魚、白米等，這些食物都有補氣的功效。

4 節食減肥的女孩子，脾胃虛寒是通病

現在的女孩都是以瘦為美，越瘦越美的理念可以說是根深蒂固，最後導致很多年輕女孩為了瘦而犧牲了健康。

我曾經看過這樣一個海外報導：有一位名叫哈華斯的英國女子，23歲時體重高達178公斤，為了減肥，她做了個手術，把一種醫學軟組織植入體內，束住胃部，這樣她吃東西的時候，這種「束胃帶」會壓縮胃部，不讓她吃進太多食物。兩年過去，她的體重減了一半，看起來成效顯著。

但這時候出現了問題，她經常感到吞咽食物很困難，而且一吃東西就想嘔吐。體重倒是在繼續下降，但她越來越難受，胸口開始有針紮般的疼痛。當她痛得躺在地板上哭泣時，終於被送到醫院急救。

X光檢查結果顯示，她的胃部有一個詭異的氣囊，沒有人知道那是什麼，醫師決定為她手術。這時候她的生命跡象已經非常微弱，瀕臨死亡。打開她的腹部後，醫師們驚人地發現她的胃已經消失了，胸腔內只剩下一些胃的殘片，就像氣球爆炸後的景象。

醫師們拼盡全力拯救她，努力把那些胃的殘片拼了起來。幸運的是，儘管極其痛苦、極其危險，但這個年輕的女孩還是勉強活了下來。

可是，如果為了減肥連命都不要，失去了健康，女孩們變得再苗條又有什麼用呢？當然不光是女孩，有一些男性為了身材也選擇了節食，要知道年輕的男孩正是處於消化功能強大的時期，這個時候選擇節食減肥很不明智。

我記得有位年輕的平面模特兒來找我看病，她描述自己不能受一點寒，一

受寒就胃脹，甚至打嗝，有人在場的時候很是尷尬，更別提吃涼的食物了。我問她最近飲食是否規律，胃口如何。她說自己半年前一直在節食減肥，每天只吃兩頓飯，而且每頓飯吃得都很少，按她的話說是「胖了好幾公斤，必須儘快減下來」。體重是減下來了，但是胃脹、打嗝的症狀卻也出來了。

這個女孩子個子很高，有一百七十幾公分，但瘦得很厲害，她說自己體重要維持在50公斤以內。我一聽這身高體重按比例算下來都偏瘦了，怎麼還減肥呢，應該增肥才對呀。

模特兒的職業比較特殊，可能需要保持偏瘦的身材，這還是可以理解的，但是保持身材的同時也一定要保持健康！在所有減肥方式中速度最快、效果最明顯的就是節食，但同時節食減肥也是最容易復胖的。暫不說節食對減肥的效果，節食對胃的傷害是很大的。

有過節食經驗的人會發現，剛開始節食的時候可能還會餓得忍不住想吃東西，但堅持一段時間後就會發現，自己根本沒有飢餓的感覺了。這是因為人在不吃東西的時候，胃分泌的胃酸就會減少，一開始出於生理本能可能還會定時定點的刺激胃產生飢餓感，時間久了胃分泌的酸越來越少，已經無法達到刺激胃產生飢餓感的酸量，你也就沒有食欲了。

中醫上說胃是靠陽氣的推動工作的，你不吃飯胃就沒有源源不斷的能量產生胃的陽氣，時間久了，胃陽氣虛弱就會食欲不振。胃的陽氣虛弱日久就會導致脾胃虛寒，此時胃部只要一受寒，胃陽就無法抵禦，吃點涼的食物胃陽也無法運化，涼氣擱置在胃裡胃口就會覺得涼。涼氣阻滯在胃口，氣就會積在胃裡導致胃脹，如果胃本來就虛弱，再加上涼氣阻滯，氣積得過多後就會上逆，出現經常打嗝的症狀。

我給這位模特兒開了溫脾行氣的藥，囑咐她以後一定要儘量用健康的方式減肥。其實，節食減肥是最不明智的做法，不僅維持效果差，還會對身體造成很大傷害。愛美的年輕人應該怎樣減肥呢？最好的方法是控制飲食和適當運

動。

當然，很多朋友問我，中醫有沒有什麼特效的方法能夠減肥呢？方法當然有，如針灸。但是一般人在家不易操作，手法也不易掌控，我不建議各位去嘗試。大家可以嘗試一些局部的穴位刺激方法，長期堅持，效果一樣很好。

1. 按壓上脘穴，助消化治胃脹

刺激上脘穴（圖9）可以幫助人們加快身體新陳代謝，促進血液循環，幫助促進胃腸道的蠕動，可以很有效地改善胃部消化功能，讓胃部不再寄存食物，從而改善因消化不良而導致體重上升的現象，除此之外還有治療胃脹和打嗝的功效。

上脘穴位於人體的上腹部，前正中線上，當臍中上5寸。按摩上脘穴位的手法：將食指和中指併攏，按照順時針方向按揉上脘穴3分鐘，就可以達到刺激穴位的目的。每天按摩2～3次。

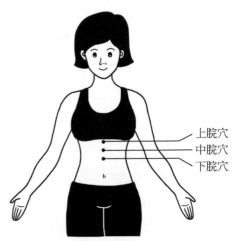

上脘穴
中脘穴
下脘穴

圖9　上脘穴

2. 抓帶脈，瘦腰排毒

帶脈（圖10）是指人體的腰部圍一圈（中心點在肚臍上），是一條橫向的經脈。人體上其他的經脈都是縱向的，這條經脈就好像帶脈一條腰帶將所有的縱向經脈系在一起，所以稱為帶脈。帶脈是奇經八脈之一，有「總束諸脈」的作用。每天用手抓上200～300次，能起到瘦腰減脂、排毒養顏的功效，對女性婦科也有很大的好處。

3. 灸足三里，消除浮腫

有的人其實並不是真的胖，而是身體浮腫的地

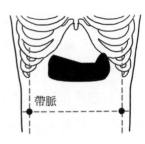

帶脈

圖10　帶脈

方比較多，看上去很虛，這種情況下，經常艾灸一下足三里，有助於浮腫的消除，從而讓我們的身體變得更緊實。此外，常灸此穴位，還有提高免疫力，延年益壽的功效。

足三里（圖11）在小腿前外側，當犢鼻下3寸，距脛骨前緣一橫指（中指）。灸的時候要將艾條的一端點燃，對準足三里穴，在距皮膚2～3釐米處固定，進行熏烤，使局部有溫熱感而無灼痛。每次艾灸10～15分鐘為宜。

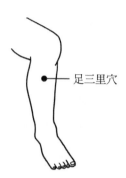

足三里穴

圖11　足三里穴

5　心情不好拿胃解憂，得了胃病愁上加愁

李白曾寫過「抽刀斷水水更流，舉杯消愁愁更愁」的名句。李白那時候或許只有酒可以消愁解憂，但我們現在的人消愁的方式可就多了，而其中就有這麼一部分人專喜歡拿胃「解憂」。

一次，鄰居一家來做客，這老鄰居是一對中年夫婦，臨告別時鄰居家的女主人不好意思地說想讓我給她看病。她說自己最近幾年經常胃痛，最近痛的比較頻繁，去醫院檢查也就是個淺表性胃炎。

我看她印堂處隱隱懸針，講起病情來一副愁容，便問她平時是不是經常心情不好，憂慮愁思。她說是呀，孩子不聽話，自己還時不時地跟丈夫鬧個彆扭，工作上壓力也比較大，經常心情很差，心情差的時候還特別喜歡吃東西。

我說這就對了，就是因為你憂愁的時候吃東西引起的胃痛。她不能理解，吃東西又不花錢，又沒有破壞力，又不會發脾氣影響他人，不是很好的解憂方式嗎，怎麼會引起胃病呢？

我跟她解釋說，人在心情低落的時候，胃黏膜分泌的胃液減少，血管充

盈度低，胃壁運動減慢，你這個時候吃東西本來就不容易消化，吃得多就更難消化了。她聽到這裡頻頻點頭，說好像是這樣，難過的時候其實自己並不餓，只是以吃東西來填充自己。我繼續說，人的大腦中食欲飲食控制中樞離得比較近，細胞活動會相互影響，在胃工作能力低下的時候吃得過多，這樣時間久了必然傷胃。

你在憂愁苦悶的時候其實胃也在跟著你憂愁，如果持續這樣很容易得胃病，最後形成胃潰瘍。現在在臨床上已經有很多醫師意識到了情緒對胃的影響，所以在治療胃病時經常會加點抗焦慮抑鬱的藥，往往會收到很好的療效，消化道潰瘍的患者潰瘍面癒合也會增快。

中醫講人在憂傷的時候，整個身體的氣機運轉都會變慢，憂傷過度還會導致氣機阻滯不通，而此時進食只會加重氣機的阻滯。不通則痛，阻滯到一定程度，胃絡堵塞就會出現胃疼的症狀。相對的，如果在愉快的環境下進餐，身體的氣機就很條暢，吃進去的食物也會得到很好的消化吸收，這也就是心寬體胖的道理所在。

且不說在情緒低落時吃東西，只是低落的情緒就會通過神經影響胃的功能。如果僅是吃東西還好說，也就只是增加體重，給胃造成負擔，但如果憂傷時喝酒或者有其他不良嗜好那就麻煩了，這會對胃產生更大的刺激，更容易滋生胃病。

我給這位鄰居開了些行氣解鬱、疏肝理脾的藥，並耐心地對她開導了一番。過了一段時間再看到她時，她的氣色好了很多，頻頻感謝我，說她的胃已經不痛了，心情也變得開朗了許多。

真是這樣，生活中很多人傷心的時候喜歡大吃大喝，希望用食物來撫慰心靈，讓胃飽足來彌補情緒上受到的打擊。我遇到過不少因為情感問題而暴飲暴食的女孩，她們狂吃甜食，結果除了體重增加不少之外，還出現了胃潰瘍甚至胃出血。我給她們用了四逆散、柴胡疏肝湯等調理。心傷難醫，胃傷也一樣難

治啊。心在流血，就不要讓胃也流血了。當我們覺得心情不好時，可以通過食物來撫慰心情，但一定要注意方式方法，要選胃喜歡的食物。比如，香蕉、牛奶都可以幫忙舒緩情緒，巧克力可以讓人情緒安定，南瓜能讓人心情更愉快。此外，還可以來一杯熱飲、一份甜點，或者含纖維素較多的食物，它們有助於舒緩負面情緒帶來的壓力，也會給胃帶來溫暖。

☆ 胃炎養生法

由於飲食不節、生活不規律等原因，現代人患有慢性胃炎的情況越來越多，我接診過很多的患者，都是30幾歲就患上了胃炎。慢性胃炎又分為淺表性和萎縮性兩種，大多是幽門螺旋桿菌長期持續感染的結果，如果忽視不管，也有繼續惡化病變的可能。

我們沈氏女科根據自己的經驗，按照虛實將胃炎劃分為兩類：

食積停滯：主要是由於暴飲暴食，偏食辛辣油膩，過度飲酒等原因引起，表現為上腹部脹滿，會打有臭雞蛋味的飽嗝，泛酸厭食，嘔吐不消化食物，排便奇臭，舌苔厚膩、脈象滑數等。由於飲食不節，損傷脾胃，不能運化，食積停滯所致。

脾胃虛弱：主要是由於高齡或久病、脾胃受寒引起，表現為脾胃虛弱而上腹部隱痛，喜溫喜按，困倦乏力，甚至手腳冰涼，大便溏稀，舌苔薄白，舌質淡胖，脈象沉細。脾胃運化無力，中焦虛寒所致。

其實終歸來說，胃炎主要是飲食不節所引起的。所以用「病從口入」來形容胃炎十分恰當，相反，防治胃炎要「病從口出」也十分形象，調整膳食是胃炎養生的重要手段。我給大家總結了胃炎膳食養生的「五要五不要」，希望大家可以遵循這些原則。要節制飲食，不要暴飲暴食、食無定時。

要細嚼慢嚥，不要進食過急、粗嚼快嚥。

要清潔衛生，不要進食變質、污染不潔。

要精細清淡，不要肥甘辛辣、燒烤厚味。

要戒酒戒煙，不要酗酒濃茶、宵夜過飽。

這「五要五不要」從字面上非常好理解，相信每個人讀一讀都能看明白，

最重要的還是你自己的堅持。在這裡要說的一點是吃宵夜的問題，很多年輕人有熬夜的習慣，當然這個習慣本身是不可取的。但是如果沒辦法，需要熬夜工作，肚子又餓，怎麼辦呢？我建議吃一點宵夜，但不是那種油膩的宵夜，可以吃一些麵包、餅乾之類，主要是給胃一些食物，保護胃的功能。

既然胃炎是「吃到嘴裡」的病，那麼我們也可以通過食療的方式，把胃病吃好。具體的辨證食譜有以下幾種。

食積停滯型胃炎

1. 陰陽蘿蔔條：白蘿蔔、胡蘿蔔各25g，洗淨切條，沸水中焯透撈出，在鹽水中浸泡1小時，撈出瀝水，佛手20g、陳皮20g，煎2次取湯，倒入蘿蔔條煨軟入味，加調料放入盤中，鍋中湯汁加生薏米粉勾芡，澆在蘿蔔條上，淋香油食用。

2. 大麥芽茶飲：大麥芽50g、神曲30g，洗淨煎水代茶飲。

3. 萊菔大米粥：萊菔子30g，炒後研成粉末，加入大米200g，熬粥食用。

4. 蓮花白濃湯：蓮花白500g，洗淨撕小塊，放鍋內煮沸待熟，放入砂仁20g，開鍋即可喝湯。

脾胃虛弱型胃炎

1. 百合白菜粥：高麗菜100g洗淨切絲，百合50g洗淨，加糯米、薏米各100g，洗淨煮粥，先入百合，再入高麗菜，熬爛後加調味料食用。

2. 清蒸茶鯽魚：鯽魚1條洗淨，芡實、綠茶各20g，放入魚肚中，放在盤中加調料清蒸，熟透食用。

3. 赤小豆燉牛肉：牛肉250g，洗淨切塊，赤小豆200g、花生仁150g、芡實100g、大蒜100g，洗淨加調料跟牛肉燉至爛熟食用。

4. 蜜汁土豆泥：土豆250g，去皮洗淨煮爛，拌入蜂蜜適量食用。

5. 健脾八寶湯：芡實、茯苓、山藥、蓮肉、薏米、白扁豆、枸杞子、赤小

豆各10g，洗淨煮湯，熟後喝湯食用。

　　以上這些食療方，你可以根據自身的情況和口味來使用。但是各位要記住的是，我們身體很多慢性病都是長期壞習慣的累積，所以這些病也不會說你今天吃一頓食療，就能馬上痊癒，而是需要堅持一段時間才能有所改善的。正所謂「欲速則不達」，就是這個道理。

腎是怎樣變虛的？

　　在生活中，腎虛是一種常見的症狀，很多人都有輕微的腎虛症狀，只不過大部分人都缺乏正確的認識。很多人覺得腎虛是因為房事過多而引起，腎虛是男人的「專利」，腎虛就要補腎，其實這些觀念都並不準確，如果使用錯誤的方法，相反還會加重你的腎虛。

 1 烤腰子重金屬超標，補腎不成還傷腎

　　很多男性出去吃串燒的時候都習慣點幾串烤腰子，說是能壯腰健腎，烤腰子真的有補腎的效果嗎？

　　曾經有個年輕人來找我看病，他說最近總是腰部痠痛，晚上起來上廁所的次數也比較多，懷疑自己是不是腎虛了。我看他的體型壯碩，把脈也沒覺得有多虛弱，於是便詢問他的日常習慣。一開始聽他描述生活習慣都算規律，但說到飲食的時候聽出了端倪。他說自己非常喜歡吃烤腰子，老一輩常講吃什麼補什麼，所以想著多吃點腰子就能補腎。

　　聽到這我就說，這就是問題所在。老一輩的確說過吃什麼補什麼，但你要把他們說的話放在當時的背景下理解。他們那時候的動物都是以純天然的飼養方式養大的，養出來的動物也很天然、健康，所以吃這樣的動物內臟肯定是吃什麼補什麼，不會擔心吃進去有害物質補了不該補的東西。另外從生理上講，

動物的腎臟含有雄性激素和腎上腺皮質激素，因此適當食用真的可以壯腎。

但現在可不一樣了，很多動物的飼養都是靠人工激素，飼料來源也是不清不楚，環境問題導致很多動物飼料含有大量的重金屬，動物吃了這樣的飼料身體能健康嗎？我們吃了這樣飼養出來的動物能有「吃什麼補什麼」的效果嗎？

動物食用含有重金屬的食物後，由於重金屬顆粒物比較大，不容易排出體外，再加之腎臟排毒功能有限，因此大部分都會沉積在腎臟間質，人吃了這樣的腰子又會把重金屬留在自己的腎臟，逐漸積累會形成慢性間質性腎炎，損害腎臟功能，從而達到相反的效果，出現精子數量減少、精子畸形率增加、性功能減弱等症狀。

另一方面，事物都是過猶不及，吃腰子也是，適當的食用可以增加體內性激素和腎上腺皮質激素，這兩種激素有增強精子活力、提高性慾的作用，從而達到壯陽的效果。但吃得過多反而會引起多毛、脫髮、痤瘡等症狀。再者說來，如果食用靠激素快速長大的動物，又會造成人體內荷爾蒙失調，出現各種各樣的內分泌失調症狀。

這位年輕人就是由於過度食用腰子，重金屬沉積在腎臟，造成腎小管受損引起了夜尿多的症狀。他聽完我的講解表示以後再也不吃腰子了。他的情況比較輕微，而且中藥也不能加速沉積的重金屬排出體內，我也就沒給他開藥。臨走前教給他一些其他的補腎好方法，在此分享給大家。

我要教大家的方法叫作「揉搓腎俞穴」，腎俞穴（圖12）在第二腰椎棘突旁開1.5寸處，具體操作就是：雙腳與肩同寬站立，雙手掌心朝下，手掌順腋下向後插，手背置於腰部兩側的位置正好就是腎俞穴所在。用手背反覆揉搓此處，可以達到補腎壯陽的效果。

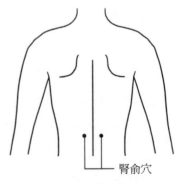

腎俞穴

圖12　腎俞穴

2 「驚恐傷腎」並非無稽之談

很多人經常把「嚇傻了」當成口頭禪，大家聽了也就只當作玩笑話，但我要說人還真有可能被嚇傻了。

我年輕的時候聽說有位父親為了嚇唬自家小孩子，讓他們不要到處亂跑，就編了個鬼故事。這人很會講故事，講起來生動形象，結果孩子聽完就又哭又鬧，第二天父母發現孩子精神不對勁，說話也變得不清楚，晚上睡覺還不安分。沒過多久就發現孩子出現智力障礙，這才想起來是自己嚇壞了孩子，這位父親很是後悔，可是孩子再也回不到原來的聰明健康的狀態了。這孩子就是真正地「嚇傻」了！

中醫上說腎在志為恐，驚與恐相似，但驚是自己不知道，事出突然而受驚，恐是自己知道，而對某一事物恐懼的一種精神狀態，也就是俗稱的膽怯。驚恐對人的身體和心理來說都是一種不良的刺激。《黃帝內經》中說：「恐則氣下，驚則氣亂」，人活一口氣，人的體內氣的運行是遵循一定的章法的，當受到驚恐刺激時，人體內的氣機運行就會紊亂，就像道路發生交通事故，運行不暢，從而身體就會表現出相應的病理狀態。「恐則氣下」就是指人在受到恐懼刺激的時候，體內氣機運行會趨於向下，從而產生腹脹甚至遺尿的現象。「驚則氣亂」就是指人在受到驚嚇的時候體內正常運行的氣機會變得紊亂，從而會出現心神不定、手足無措等症狀。

腎是主藏「志」的，古人有「志，亦神之用也，所憶之意，有所專存，謂之志也」「志者，專意而不移也」等說法，就是說「志」有記憶、意志的意思。志是由腎所主，老年人腎氣衰竭就會表現出健忘、反應遲鈍等現象。如

果人突然受到巨大的驚恐，就會使氣機逆亂，腎氣暴傷，從而表現出記憶力下降、思維緩慢、不能專一於事、睡覺中說恐懼的夢話，甚至完全有可能出現精神錯亂。

如果小孩子在未足月時暴受驚恐，以後就有可能表現出「五遲五軟」的現象，所謂「五遲五軟」就是：立遲、行遲、語遲、發遲、齒遲；五軟是指頭項軟、口軟、手軟、足軟、肌肉軟。嚴重的還會導致小孩子智力低下、癡呆等。這些都是驚恐傷腎所致。

現在很多年輕人追求刺激，喜歡大半夜看恐怖電影，其實那是非常不健康的。晚上人的陽氣虛弱陰氣旺盛，本來就很容易受到驚嚇，長期經受這樣的刺激，很容易出現精神恍惚、晚上睡覺不安，甚至記憶障礙、意志不堅定、做事情沒有定性等症狀。

我們在生活中難免要經歷些令人驚恐的事情，這是不可避免的意外，但平時大家不要去捉弄他人，或許你的一個玩笑，會斷送了他人的未來。

 3 水不是喝得越多越好，喝水不當也會腎虛

女人是水做的，喝水太少會使皮膚乾燥，毒素排不出去堆積在體內還會使皮膚長斑，這是女性們經常聽到的建議。很多女性為了補水排毒每天拼命地喝水，可水真的是喝越多越好嗎？

曾有位母親帶著她女兒來看病，說是發現她喝得很多，家裡的飲水機很快喝完，小便次數也多。女孩體形胖，吃飯也比別人多，這位母親聽說糖尿病就有這些症狀，便懷疑孩子是不是得了糖尿病。乍一聽確實挺像糖尿病，但查了血糖發現並不高。我細觀察這個女孩兒，發現她眼瞼有些的腫。雖然她本來

就比較胖，但水腫和胖還是不一樣的。於是我問她平時口渴不渴，她回答說不渴。這就奇怪了，既然口不渴為什麼要喝那麼多水呢？原來是她聽別人說肥胖是因為體內毒素堆積，喝水能夠排毒，於是便認為喝水可以排毒減肥。

我解釋給她聽，其實並不是這樣的。人喝進去的水少部分會通過糞便排出，大部分會通過消化道在胃腸吸收進靜脈，然後又會通過胃腸靜脈流到肝臟中，接著經過肝靜脈依次流入下腔靜脈、左心房、左心室、肺動脈，經過肺臟的循環後由肺靜脈流入右心房、右心室、主動脈、胸主動脈，接下來流到腹主動脈後垂直分出兩支腎動脈流入腎臟，經過腎小球濾過和腎小管的再吸收後，剩下的就是排入膀胱的尿液了。也就是說我們喝進去的水大部分都要經過腎臟來排泄，機器運轉也是有一定負荷的，更何況人的腎臟，一旦飲水量超過了腎髒轉化水液的負荷，腎臟肯定會「累得虛脫」。

從中醫上講，人喝進去水是要通過腎的氣化來把精華輸送到全身各處、把糟粕化入尿液排出體外。一旦飲水過多，水在腎臟內無法全部氣化時，就會留在體內成為廢水，反而影響身體健康。長期飲水過量加上廢水停留體內，就會使腎臟不堪負荷，造成腎虛。你喝那麼多水沒減肥反而更胖了，就是由於水在體內化不了，反而形成水濕邪氣。水濕阻滯經絡就會引起全身的代謝障礙，從而引起肥胖。眼瞼水腫通常提示腎臟虛弱，化不了多餘的水液。如果繼續長期飲水過多，腎臟長期超負荷工作，腎臟一旦虛弱到一定程度就有可能會影響心臟功能，這個時候就會出現心率加快、乏力、頭暈、血壓升高等症狀，嚴重了還會引起全身水腫、心慌、氣短等症狀。

女孩聽完恍然大悟，說回去不敢喝那麼多水了，但是到底應該喝多少水才合適呢？其實一旦你的身體缺水的時候，它就會通過中樞以「口渴」的方式告訴你。所以我建議大家，早上起床後，一定要喝一杯水來補充一整夜的消耗，但平時只要你不覺得口渴就可以不喝水。我給她開了些利水濕的中藥，並囑咐她回去按我的要求飲水，再稍加鍛鍊。一個月後她很開心地來找我說自己的眼

瞼沒有再腫過，不僅如此體重竟然還下降了8公斤。她這8公斤其實都是身體內長期積存的廢水，通過中藥和運動排出去，身體通暢了自然就瘦下來了。

當然，喝水是要根據具體情況的，如果你有尿路結石或尿路感染，就需要聽醫師的多喝水排石、排細菌。總而言之，喝水的原則就是：正常情況聽自己，異常情況聽醫師。

除了喝水要適度以外，大家記住，有尿的時候一定要及時排出，不要憋尿。如果經常憋尿，會導致腎氣變虛，影響腎的固攝功能，而且也容易導致膀胱炎、尿道炎等病症。

4 吃海鮮喝啤酒，腎病在向你「招手」

現在交通相當的發達，物流業也發展迅速，以前內陸吃不到的海鮮變得隨處可見，在人們享受海鮮美味的時候健康問題也隨之而來。

小謝是位三十來歲的公司職員，平日裡最喜歡吃海鮮，經常是見著海鮮就停不下嘴。他還認為海鮮無啤酒不歡，經常是啤酒海鮮一起吃。他前不久突然膝關節痛得不能下地，去醫院檢查說是得痛風了，這下可不能吃海鮮了。他回去吃了一段時間藥，休息了幾天病情好轉，結果這兩天實在沒忍住吃了一隻大龍蝦，膝關節痛得更厲害了。這下他可著急了，聽鄰居爺爺說在我這兒吃藥治痛風效果好，於是便拄著拐杖到醫院找我開中藥。

西醫上講痛風與尿酸密切相關，我們的身體日常代謝會產生一種叫普林的東西，同時吃進去的食物中也會含有普林，尿酸就是由普林代謝後產生的。一般情況下體內70%的尿酸會經腎臟隨尿液排出體外，30%的尿酸會通過大便和汗液排出體外。但是由於尿酸的溶解度比較小，如果攝入過多的普林就會產生過

多的尿酸，尿酸在體內蓄積到超過它的溶解度就會析出結晶，這些結晶沉著在關節就引起了痛風。

尿酸代謝的場所是在腎臟，代謝的第一步是在腎小球進行過濾，當腎小球的過濾作用降低的時候，尿中的代謝酸就偏高了。第二步是在腎小管進行重吸收，當腎小管重吸收作用減弱，尿中的代謝酸也會偏高。當尿酸高到一定程度，超過溶解度析出結晶時，尿酸結晶就會在過濾與再吸收時對腎臟造成損害，持續的尿酸偏高甚至會導致尿路結石、腎功能不全、腎衰竭等，最終危及生命。

另一方面，含酒精的飲品可以使普林分解加速，從而加快尿酸的形成，同時酒精飲品還會影響腎臟，使尿酸排泄減速。小謝既喜歡吃海鮮這種高普林的食物，還經常與啤酒一起食用，入多出少，最後肯定會造成尿酸堆積引起痛風。當代謝出現問題後，即使吃少量的高普林食物也會觸發痛風，這也就是他第二次發作的原因。我告訴他，如果飲食依然不加節制的話，可能會影響腎臟功能的。

痛風主要的表現就是關節的紅腫熱痛，它屬於中醫的風濕熱痺，治療上采用清熱祛風濕止痛的原則。痛風大多數情況是先從腳趾的小關節開始疼痛的，由於飲食和身體狀況的差異，男性患病的機率更大一些。小謝痛風一發作就在膝關節，說明他的問題還是比較嚴重的。我給他開了中西醫結合治療的方案，並囑咐他以後最好把海鮮和啤酒都戒掉。另外痛風發作的這幾天一定要多喝水，喝水既能使尿酸稀釋，也能使小便增多，從而讓體內堆積的尿酸更快、更容易排出體外。

動物的內臟和大腦以及海鮮等的肉質和湯汁是高普林食物，正常人平時也一定要有節制的享用，並且這些食物最好不要與含酒精類飲品同時食用。希望大家以小謝的例子引以為戒，吃出健康腎臟。

5 久坐傷腎，道理其實很簡單

我們的社會越來越發達，從事腦力勞動的人群也越來越龐大，甚至有很多職業只需要一天到晚坐在辦公室就可以。這種看似很輕鬆的工作對肉體來說未必輕鬆。

我一位朋友的兒子在雜誌社工作，一次突然來找我說腰痠痛好幾天了，以為是腰椎間盤突出症，可是去拍了片子也沒事。於是便懷疑自己是腎虛，來找我開點補腎的中藥。這回這個外行的年輕人可說對了，他真的是腎虛引起的腰痛。一說腎虛，大家可能首先想到是房勞過度，但他這個可真不是房勞引起的腎虛，他這是久坐傷了腎。

這年輕人平時的工作主要就是在電腦前完成的，忙起來的時候一上午也沒空去廁所，最多的時候一天能坐十四五小時。可坐著怎麼還會引起腎虛呢？其實老祖宗早就留下過忠告，說「久坐傷腎」，這可不是空口無憑的一句話。

在坐位時腰部受到的壓力是最高的，上半身所有重量基本都傳給了腰，而站位時上半身的重量就會分散給雙腿，因此腰部受到的壓力站位反而比坐位要小很多。如果站位時腰部承受的壓力為1，那麼坐位時就是1.5，而站立前屈位時就有2，坐位前屈位時就能達到2.5～3。由於人們在全神貫注地工作時不自主地就會前屈而坐，所以很容易處於對腰部造成最大傷害的姿勢，長期處於這個姿勢，你的腰肯定受不了。

中醫認為「腰為腎之府」，也就是說腰的內部就是腎臟。腰部長時間受壓腎臟肯定也難逃劫難，長期受壓的腎臟處於相對缺血狀態，腎臟的氣血運行不暢，功能就會異常，此時的腎就處於虛弱狀態。有的人可能只表現為腰痛，有的人則有可能出現性功能障礙。其實這個姿勢不僅會使腎變得虛弱，長時間坐

著整個腹腔都在承受巨大壓力，腹腔和下半身的血液都會運行緩慢，腹腔內的臟器都有可能出現功能下降的表現，比如腸道蠕動緩慢造成便秘，膀胱失約造成頻尿等。

可能有的人要問了，那些練氣功打坐的人為什麼坐那麼久反而強身健體了呢？甚至還有辟穀的人不吃不喝靜坐好幾天，反而更有精神了呢？究其原因你可以發現，他們那些人的坐姿和我們平時工作時的坐姿是完全不一樣的。另外還有一點就是，我們工作時的精神是外散的，他們打坐時的精神是內守的，因此綜合起來常人坐著就是傷腎，人家靜坐反而能補腎。由此看來，平時應該養成正確的坐姿才能避免久坐傷腎，那麼什麼才是正確的坐姿呢？這就需要向打坐的人學習了。

觀察那些靜坐的人你會發現，他們坐下時含胸拔背、沉肩墜肘、微收下頜、舌抵上齶，跟我們常說的坐如鐘很是相像。這種坐姿不僅可以使脊柱保持挺直，還可以使身體肌肉處於放鬆的狀態，腰部受力也相對較小，即使坐再久也不會覺得累。不僅如此，如果能夠舌抵上齶還能達到補腎的效果。生活中如果能養成這樣正確的坐姿，就不會擔心久坐傷腎了。

當然，生命在於運動，空餘時間還是需要起身稍作活動。有一些小的功法對雙腎有很好的養護效果，大家可以來學習一下。

功法1・叩齒滋養腎精

每天早晨醒來後，不要說話，平臥於床上，全身放鬆，心神合一，呼吸均勻；然後用鼻吸氣，口呼氣，輕吐三口氣；口唇閉合，上下門牙叩擊九次，然後依次是左側、右側上下牙各擊九次，最後上下門牙再叩九次，共三十六次。注意力度要以自己牙齒的健康程度而行。

在叩齒完成後，用舌頭在口腔內貼著上下牙床、牙面攪動，用力要柔和自然，先上後下，先內後外，攪動36次。這樣做可起到按摩齒齦，改善局部血液循環，加速牙齦部的營養血供的作用。注意在攪動的過程中，如果有津液產

生，不要立即嚥下，等唾液慢慢增多後，再分三次徐徐嚥下。

功法2‧提肛補腎固澀

提肛運動很簡單，且不受時間、地點的限制，坐著、站著、躺著，甚至是行走時都可以練習。練習時，放鬆全身，將臀部、會陰部及大腿部肌肉收緊，舌抵上顎，向上收提肛門的同時吸氣，稍屏息凝神，然後慢慢呼氣，緩慢放鬆肛門及全身肌肉。如此反復進行15～20次，每天做3～5次。長期堅持，養成習慣，就能強身健體。

功法3‧扭腰強腎健體

這個功法要求你雙腳張開，與肩同寬，身體微微向前傾，雙腳腳趾向內彎曲，做抓地的運動；然後，用力撐開雙手，掌心朝內護在肚臍下方，也就是我們所說的丹田處，兩隻手的拇指和食指相對，形成一個空空的方形，雙肘保持90度左右的自然彎曲，這樣手部用力時可以保持在一個相對固定的位置上；接下來，以脊椎為軸心，兩胯帶動整個臀部先向左做180度的圓形扭動，連續扭20圈後，再向右做同樣的扭腰動作。

功法4‧搓腰增強腎陽

坐在椅子上或者床沿上，放鬆身體，將兩腳分開，保持與肩膀相近的寬度，然後兩手掌相對搓熱。感覺手感有溫熱感從掌心冒出時，放在腰眼部位用力揉搓。揉搓的範圍盡可能大一點，不僅對腰腎有好處，對尾骨部位也能起到按摩的作用。搓的時候，注意調整呼吸，盡可能讓呼吸得深一些，增強腎功能的效果更好。

6 房事無度，控制不住腎早衰

現在的社會兩性觀念越來越開放，在年輕人中，性解放的思想更是得到了普遍的認可，再加上網絡的無所不及等各種原因，導致一些年輕人縱慾無度，從而造成腎臟提早虛衰，給身體帶來了巨大的傷害。

網路的魚龍混雜導致很多孩子過早地接觸性，由於在我們的教育中普遍缺乏性教育，孩子又對新鮮事物充滿好奇，因此有一部分孩子就誤入歧途，過度消耗導致早衰。

我曾經看過一例過度手淫的患者，他是個高中生，初中的時候由於上網接觸到色情圖片，正好又處在青春期，便偷偷開始了手淫，這一開始就越發不可收拾，手淫的次數越來越多，整個人白天都沒有精神，成績也是一落千丈。父母發現孩子整天無精打采，食欲差，身體極度消瘦，甚至長出了白頭髮，擔心孩子生了什麼大病，就跑到醫院做各種檢查，但檢查結果沒有任何問題。

後來他們在孩子的房間裡看到了色情讀物，追問下才找到了原因。這對父母先給孩子找了心理醫師治療，後來又想吃中藥補補身體，於是就來到我這裡。我第一次見到這個孩子的時候，他看起來就像是個小老頭，弓著背，稀疏的白頭髮，目光無神，言語無力，走起路來比我還沒力。我給他開了一些補腎陰的中藥，並囑咐他回去多吃些高營養的食物。間斷性地調理了一年多，孩子的精氣神就恢復了一半。

我拿孩子的事舉例並不代表成年人就可以縱慾無度，成年人如果不加節制地行房事也一樣會早衰。房事無度導致腎虛的症狀除了上面講過的，還可能會出現眼圈焦黑、腰痛、腿軟、反應遲鈍、記憶力減退、怕冷等症狀。口說無憑，大家可能不相信房事無度會有如此大的傷害，下面我就給大家講個案例。

曾有位中年男士來找我看病，他說自己手臂斷斷續續疼了兩年多也不見好，痛疼的地方在三年前曾骨折過，當時手術很成功，可骨折後一年就出現了這個毛病。我問他骨折後百天內有沒有同房過，他說有過，這就是根源了。古語講「傷筋動骨一百天」是很有道理的，骨折後百天內是不可以同房的，因為腎主骨生髓，此時的腎本應該全力去癒合骨折傷口，現在反而來滿足你的個人慾望，房事對腎精的消耗是很大的，腎精不足了還怎麼長骨頭？骨頭百天長不好，之後就很難再長好了。

因此建議大家過夫妻生活要有所節制，同時最好能做到在以下情況下不行房事：妻子經期、妊娠期、產後、雙方有人生病時、過度勞累後、飲酒過量後、雷電交加的天氣、野外等。這些情況下身體處於相對虛弱的狀態，行房事對身體的傷害比平時大很多。

對於青壯年男性來說，如果是因為房事過度引起的腎虛，一般多是腎陰虛，表現為煩躁、盜汗，手腳時常發熱，平時可吃一些六味地黃丸，飲食上可多吃枸杞、桑葚、黑芝麻、山藥這些食物，它們都有補腎陰的作用。待我們的雙腎陰陽平衡之後，再根據情況，適當進補為宜。

房事過度會造成男性腎虛，甚至是出現陽痿、早洩等性功能障礙疾病，所以有人就誤以為腎虛是男人的「專利」。其實並不是這樣。俗話說「男怕傷肝，女怕傷腎」，中醫認為，就補腎調腎來說，在很多方面，女性比男性更需要。像女性出現的夏天畏寒、頻尿且量小、脫髮掉髮、月經不調、早衰、不孕等症狀，其實很大程度也是由於腎虛引起的。女性腎虛的原因有兩個—先天不足，從娘胎裡出來就天賦有限，底子不好；後天能量消耗過度。中醫認為，腎是生髮津液的臟器，如果晚上很晚才睡、房事過度，用於滋養的津液就會比一般人少，而腎又要努力工作保持津液充足，時間長了，腎臟就容易疲勞。

當然，女性補腎也要分型而治，一般來說女性最容易出現的腎虛是這三種類型：腎氣虛、腎陽虛、腎陰虛。

　　腎氣虛是容易腰酸，但是手腳不冷；腎陽虛的表現是怕冷，像現在的天氣就要用熱水袋，腰酸，晚上小便多，容易發胖，痰多，月經量少。女性腎陽虛了，排卵量少、排卵週期拉長，不容易懷孕；腎陰虛就更嚴重了，手心、腳心發熱，容易心煩，不容易睡著，脾氣不好，這種腎虛更難懷孕。

　　如果是腎氣虛，保持良好的生活習慣，吃點補腎的東西就會好起來，比如多吃核桃、芝麻、豆類；如果是腎陽虛，則證明你的身體有點虛了，但是一補就好，冬天可吃點阿膠膏；而腎陰虛說明身體不僅虛還上火，食物要好好調整，少吃羊肉、牛肉，多吃紅棗、核桃和魚類，一年四季可以吃點清補的鐵皮楓斗。

☆這樣養腎才養命

人這一生的精氣神和身體狀態，大部分都和腎的強壯與否有直接的關係。人從幼年開始，腎精逐漸充盛，激發牙齒的生出與生長的生理現象；到了青壯年，腎精進一步充盛，機體也發育到了繁盛時期；進入中年，腎精維持在一定範圍內上下波動；到了老年，腎精衰退，我們的身體也逐漸衰老，牙齒出現鬆動，頭髮變白脫落……

只有腎這個「糧倉」中所藏的維持氣命活動、生長發育的基本物質充足，有足夠的「食糧」，身體這個大家庭才能健康和睦，興盛不衰。所以我常常對身邊的人說：「養命先養腎，調理先調腎。」

腎作為儲存人體基本生命物質的「倉庫」，它的規模、功能決定著物藏的豐富程度。元陰、元陽、氣、血、津液都藏在腎中，這些構成了人體的基本物質，為人體的各種生理活動提供了能量和動力。腎裡藏的「精」就是元陰、元陽、氣、血、津液等人體物質的精華。

腎這個「倉庫」建得越大、功能越完備，儲存的能力就越強，在人體需要時可以提供的物質就越多，人體健康自然就越有保障。

腎養的好，你的抵抗力強了，頭髮不白也不掉，說話聲音洪亮底氣足，臉色紅潤精神好，性和生殖功能也會正常。但是不懂中醫的人，無法辨證來判斷虛實，以至於完全搞反了，只能讓自己越來越虛。例如，腎陰虛的人，聽說韭菜、羊肉能補腎壯陽，於是一味地選用那些補腎陽虛的食材，結果只能是起到南轅北轍、破壞身體的效果。那麼怎麼樣養腎最科學呢？

其實我們以通過食物調養的方式來養腎護腎，很多食物能起到調養陰陽、

增強腎功能的效果，這其中最重要的是要多吃黑色的食物。從中醫五行上看，「黑入腎」，說得是腎和黑色的食物最為相宜。而實踐證實，很多的黑色食物對腎的補益和養護作用確實明顯。

只不過對於黑色食物的好處，很多人可能並不是很清楚，有人甚至會很抵觸，覺得黑漆漆的東西看著就沒什麼食欲。其實別看黑色食物賣相不好，對身體的益處還真不少。在這裡，我給大家推薦幾道以黑色食物為主的菜品。

1. 黑米桂圓粥

材料：黑米80g，桂圓肉15g，紅糖適量。

做法：將黑米洗淨，放入鍋內，加適量的清水，大火煮沸後，轉小火煮至八成熟，加入桂圓肉，繼續煮成稠粥，調入紅糖，即成。功效：黑米桂圓粥能夠養心安神，補腎益精。由於黑米不易煮爛，所以在煮粥前，一定要先浸泡一個晚上，這樣就容易煮爛了。相信愛惜自己身體的朋友，就算多花點時間精力也是願意的。（黑米即紫米）

2. 芝麻枸杞子煲牛肉

材料：牛肉500g，黑芝麻100g，枸杞子30g，花生油，太白粉，其他調料適量。

做法：將牛肉洗淨，切片，放入碗中，加入料酒、醬油、花生油、太白粉醃制入味。黑芝麻用水洗淨，直接放入熱鍋中，用小火迅速燒勻，待炒出香味，盛出備用。枸杞子洗淨後，與牛肉片、芝麻一起放入砂煲中，加入沸水適量，大火燒開後，轉小火繼續煲四小時，調入鹽、味精即成。

功效：這道菜具有滋養肝腎，強壯益精的功效，注意不要炒糊，以免影響營養的吸收及口感。

3. 黃瓜木耳炒肉片

材料：小黃瓜兩根、黑木耳50g、紅椒、鹽、雞精、醋、澱粉適量。

做法：木耳泡發，去除根部洗淨備用，紅椒斜切成菱形，瘦肉切成片。

肉片用鹽醋澱粉抓入味，醃制片刻。炒鍋放油，加入肉片翻炒；炒到肉片斷生，加入小黃瓜木耳紅椒，翻炒均勻，吵到黃瓜八分熟時就可以了。

功效：黑木耳性味甘平，具有補腎氣、涼血止血、清肺益氣、活血益胃、潤燥滋補強身等功效，還能清除體內的各種有毒垃圾。

4. 百合桑葚汁

材料：百合15g，棗（乾）15g，桑葚15g。做法：將百合、桑葚、紅棗洗淨，瀝幹水分。將紅棗放入鍋中，加入適量水煮開；再轉小火熬煮半小時左右。放入百合、桑葚，煮開即可。功效：桑葚對於腎功能有很好的調節作用，具有補血滋陰，生津止渴，滋潤腸燥等功效。而這款桑葚做法是滋陰補腎的佳品，特別適合女性朋友食用。

5. 黑米豆漿

材料：黑豆60g、黑米30g、枸杞10g。做法：將黑豆、黑米洗淨，浸泡一夜。黑豆黑米放入豆漿機中。泡出來的黑色液體倒入豆漿機中。補足水量，然後製作豆漿。待豆漿做好後，取出趁熱放入洗淨的枸杞，搭配食用。

功效：黑豆味甘性平，歸脾、腎經，不僅形狀像腎，還有補腎養胃、補中益氣。用黑豆和黑米搭配製作的黑豆米漿，絕對是滋陰補腎的佳品。

當然，除了黑色食物以外，一些海產品、堅果也是養腎的「好幫手」，大家也可以酌情選擇。總之，黑色食物因其營養成分齊全，質優量多，被列為食物之首。黑色食品又恰恰有補腎中精氣的作用，多吃黑色食品能增強體質，預防疾病，可明顯減少動脈硬化、冠心病、腦中風等嚴重疾病的發生機率，還可以延緩衰老，等同於養命。

第三章

家有遺傳疾病，更要多注意

高血壓越來越「年輕」

「遺傳病」聽起來似乎有不可避免、難逃一劫的含義，其實疾病傳與不傳關鍵還是在你自己。你隨意地對待生活，生活就會讓你落入遺傳的圈套；你認真精緻地經營生活，疾病自然也會逃之夭夭。

1 長期吃鹹的的人，血壓高是早晚的事兒

我和家人上館子時，都要特意提醒服務員把菜做得清淡一點，因為我發現外面餐廳的飯菜普遍比較鹹，這可能跟人們口味越來越重有關係。我時常感覺現在的廚師在做菜時，就好像鹽不要錢似的，拼命往菜裡放，菜的味道是有了，可這重口味也給身體健康帶來很多隱患，其中最主要的就是容易引起高血壓。

前些日子去朋友家吃飯，第一口菜剛進嘴裡就感覺味道挺鹹，吃過飯後閒聊時我便詢問起飯菜的調味。朋友說他們家一直都是這個口味，太淡了覺得飯菜不香。我點點頭，看來人的習慣一旦養成，還真是難以改掉。他的太太經常看養生節目，也知道鹽吃多了不好，曾經有那麼幾天故意少加些鹽，但耐不住全家人的反對，沒幾天原來的鹹味就回來了。朋友家四位老人都患有高血壓，他們家的遺傳可不怎麼好，我也擔心朋友一家會過早患上高血壓，於是吃過飯

就開始給他們講鹽的危害。

大家都知道吃鹽多對血壓有影響，但不知道為什麼會這樣。簡單來說，食鹽的主要成分就是氯化鈉，其中的鈉離子主要具有調節體內水分和滲透壓、增強神經肌肉興奮性、維持血壓正常和體內酸鹼平衡的作用。因此吃鹽過少就會降低神經肌肉興奮性，使人感覺身上沒力。

但吃鹽過多了也不行，吃鹽多攝入的鈉就會變多，過多的鈉離子會把身體內的水分牽制住，使血液的容量增大，在血管容積不變的情況下，增多的血液對血管的壓力就會增大，從而引起了高血壓。

《黃帝內經》中說「多食鹹則脈凝泣而變色」「鹹多傷心」，意思就是講過於鹹的味道會損傷人體心血管系統，使血脈凝聚，面色發黑，直至最後形成高血壓。鹹味在五行中是屬於水的，而心血管系統卻是屬於火的，水能滅火，水克火，水太多就會把火澆滅，因此吃得太鹹就會損傷心血管系統，如此便輕而易舉地成為高血壓患者。

世界衛生組織推薦的食鹽量是每人每天2克，但我國居民平均下來每人每天會吃12克鹽，遠遠超出了推薦量，因此這也就成為我國高血壓病多發的重要原因之一。正常人應該少吃鹽，那麼本身就有高血壓的人是不是可以隨便吃鹽呢？

當然不可以。降血壓治療的重要途徑就是排鈉、排水，如果高血壓患者在吃降壓藥的同時不注意控制飲食的鹹淡，就會使正在服用的苯磺酸氨氯地平片（脈優）、硝苯地平緩釋片（冠達悅）等降血壓藥的藥效大打折扣，最終不得不通過加大降血壓藥的劑量或多種降血壓藥聯合運用來控制血壓，這樣反而增加了很多藥物產生的副作用。朋友和他太太的父母都有高血壓，他們二人患高血壓的機率就很大。要知道父母有高血壓病史的，子女患高血壓的機率可達30%。雖然很多人先天遺傳不佳，但通過後天生活習慣的調節，至少可以使高血壓患病年齡推後，甚至有可能避免患上高血壓。如果家族沒有高血壓遺傳

史，那你應該慶倖，你患上高血壓的機率在10%，但這類人如果不注意預防保健，也完全有可能從這一代開始產生高血壓。我建議朋友以後飲食要儘量清淡一些，多吃點蔬菜水果，如果覺得沒有味道，可以通過其他調味品來增加味道。這個建議也送給所有人，希望大家能從清淡中吃出不一樣的味道，吃出健康的身體。

2 脂肪多的食物，越吃越容易誘發高血壓

含脂肪多的食物會讓人覺得吃起來很香，這也就是很多人愛吃肉的原因。肉雖然香，但吃得過多會誘發高血壓，特別是本身家裡就有遺傳史的人。

我有個患者朋友今年35歲，他母親就有高血壓，所以說他有很高的遺傳機率。也是最近這半年，這個年輕人飲食沒有太注意，一直吃得很油膩，夏天吃燒烤、喝啤酒，秋天涮肉，自己也胖了不少。到了入冬，總是感覺自己頭暈暈的，臉發熱，總想出門溜躂吹吹風。年輕人以為自己是上火，掛了我的診，我聽了他的描述，先給他測了下血壓，結果是高壓150低壓110，很明顯他已經患上了高血壓。

年輕人一開始不相信，他說自己這麼年輕怎麼就高血壓了呢？我問他你們家有沒有遺傳史，他說他母親有高血壓。我說這就對了，你家裡本身就有遺傳史，你還不注意，一看你就是痰濁體質，平時常吃肉吧。他點點頭，「老實交代」了自己的飲食習慣，然後一臉悔意地問我有沒有辦法能治好。

我說你先吃降壓藥控制一下，血壓降不下來會對心血管有損傷，而且容易誘發腦出血等疾病。然後我們可以吃一些中藥慢慢調理，你自己也要注意運動和飲食，否則吃什麼藥都沒用。年輕人用力地點了點頭，我相信他心理一定十

分後悔。

　　肉雖美味，真是不能多吃啊，有家族高血壓遺傳史的人一定要注意這一點。已經患上高血壓的人，也要注意這一點，很多高血壓患者都通過降壓藥控制住了血壓，覺得只要堅持吃藥就沒事，其實這種想法非常危險，是在消極地對待自己的身體。

　　我的棋友老劉就是個嗜肉如命的人，每次我們一邊下棋一邊聊，老劉總是說以前沒吃好，現在年齡大了，生活條件也好了，想吃什麼就吃什麼，不要給自己太多的約束。老劉吃飯每天都必須有肉，如果哪天沒見著肉，他就跟老伴抱怨。

　　老劉40多歲的時候就已經有高血壓了，可他仍然不忌口的吃肉，我時常拿醫學的道理來勸他，可是絲毫無法動搖他一定要吃肉的心情。他自己還有一套理論：「想吃肉是身體需要，和餓了想吃飯，渴了想喝水一個道理。再説了，我吃降壓藥這麼多年，血壓一直穩定。」我説你只是胃口不錯，脾胃健康，但想吃不代表就要多吃。他不聽。

　　終於有一天他突然摔倒在地，送到醫院後發現是高血壓引起的腦出血，這下他可真被嚇到了，幸好出血量小，沒有引起後遺症，要是運氣不好的人就癱瘓在床了。自此之後，老劉就越來越少吃肉，再也沒聽他提起過那個「理論」。

　　經常吃脂肪較多的食物，如果超過了身體分解脂肪的能力，就會有大量脂肪無法被分解，從而沉積在體內。沉積於血管壁就會造成動脈血管的硬化，血管一旦硬化就會失去彈性，從而使血液對血管壁的壓力相對增加，這就形成了高血壓。

　　血管硬化會使得血管壁變得脆弱，一旦血壓升高到一定程度，失去彈性，變得脆弱的那部分血管就容易破裂出血，尤其是最細弱又最容易硬化的腦動脈，因此高血壓有時會引起腦出血，且一旦發生過出血就很容易再次出血。

老劉的高血壓就是這麼來的，本來年齡大了脂肪分解能力就比較低弱，他還要吃那麼多肉，更是加快了高血壓的演變。高脂肪食物屬於肥甘厚膩之品，最是容易生痰濕之邪，痰濕阻滯血脈就會引起血壓升高，痰濕如果上蒙腦竅就會出現頭暈等高血壓病症狀，嚴重者阻塞血管還會引起腦梗死或者腦出血，危及生命。

老劉自那次以後就聽從了我的建議：少吃肉食，多吃蔬菜水果，適當運動，低鹽清淡飲食，按時吃藥。到現在這麼多年過去了，他也沒有再次發生腦出血。

高血壓是個慢性病，並不可怕，但它的長期破壞力非常大。它除了會對大腦造成傷害，還會對多個臟器造成不可逆的損傷。高血壓首先會影響心臟本身，長期的高血壓會使心臟代償性增大，從而造成心臟功能的異常。其次腎臟也是高血壓迫害的對象，長期高壓的狀態會破壞腎臟內部結構，從而出現腎臟功能的異常。高血壓日久還會造成臟器的衰竭，使生命受到威脅。

3 冬季不注意保暖，血壓容易快速升高

冬季天寒地凍，大多數人都喜歡躲在屋子裡，可就是有一部分不怕冷的人喜歡挑戰凜冽的寒風。

同一小區的老王每天都和老伴一起晨練，除了下雨下雪，幾乎從未間斷過，甚至冬天寒冷的早晨也要冒著嚴寒出來溜躂幾圈。其次我們倆順道一起回家，路上閒聊起來。他說自己的血壓最近有些控制不住，想諮詢我調整一下降血壓藥。

那時候正值冬季，他又沒有其他升壓的誘因，我考慮十有八九是晨練惹

的禍，我建議他停止晨練觀察觀察。他不解地說，做運動不是有助於降壓嗎，怎麼叫他別鍛鍊了？人年紀大了睡眠時間變得越來越短，早上醒了也沒什麼事情，不鍛鍊身體，閒著做什麼呢？我跟他解釋說，並不是不讓他鍛鍊，而是讓他冬天為了避寒儘量少出門。血壓高為什麼要避寒呢？外界氣溫較低時血管也會收縮，尤其是末端的血管收縮最為明顯，這其實是身體的自我保護機制在起作用。血管收縮後就會減少散熱，從而起到保暖的作用。但另一方面，血管收縮又會造成血管管徑變小，從而引起血壓升高。因此我說冬季要避寒保暖，避免因寒冷刺激引起血壓升高。老王的血壓就是由於寒冷刺激升高的，一般情況下注意保暖，休息一段時間就會好轉。但如果持續受寒冷刺激，或者氣溫變化過大可就危險了，很有可能會因為血管過度收縮導致心肌梗塞、腦出血、腦中風等高危疾病。尤其是本來就有心血管病史的人，更應該注意防寒保暖，避免進一步加重病情。

　　還有一部分人喜歡冬泳、洗冷水澡，這都是存在危險性的。這些人可能認為凍一凍身體會更結實，其實並非如此，人的身體並沒有他們想的那麼「堅強」，真正的陽氣旺盛能夠耐受寒冷的人還是非常少的，尤其是有這些愛好的人如果還患有心血管疾病，那就最好趁早戒掉這個愛好。

　　另外很多年輕人仗著自己年輕氣盛，冬天穿著單薄，再加上空調暖氣造成的室內外巨大溫差，出了屋外瑟瑟發抖，進了屋內熱氣衝天，導致血管大幅收縮舒張，時間久了很容易造成血管彈性變小，從而引起高血壓。雖然高血壓一時半會兒不會找上門，但長期寒冷刺激會增加患高血壓病的風險，甚至使患病年齡大幅度提前。

　　我們的血壓是時刻變化的，但是還是有一定的規律可循。一般情況早上八九點和下午五六點鐘是血壓的兩個高峰期，而冬季相對於夏季血壓會高一些。如果掌握了這個規律，高峰期血壓升高就不會過於緊張了，冬季血壓偏高也屬於正常，一般待氣溫回升就會有所改善。為了儘量保護心血管，避免高血

壓，推遲高血壓的發病年齡，或者減緩併發症的發展速度，天氣寒冷時還是讓血管暖和暖和吧。

4 睡眠不好運動少，高血壓早早來報到

我有個患者朋友楊小姐，今年40歲左右，是個名副其實的女強人，是世界500強企業裡的管理層。光鮮的工作背景和不菲的收入雖然令人羨慕，但是超負荷的工作和壓力，也給小楊帶來了健康上的問題。

她第一次來找我看病是因為長期睡眠不好，我看她面色發紅，懷疑可能血壓有問題，於是給她量了血壓，竟然有160/90mmHg，這可把她嚇壞了，血壓怎麼會這麼高呢？我詳細地詢問了她的一般情況後，發現了問題。楊小姐從學生時代起就有睡不著覺的毛病，醫師診斷為神經衰弱，時常要靠藥物才能入睡，而現在更是因為工作的原因，每天躺在床上還要想著公司裡的各種事務，失眠是常有的事。

但是睡眠和血壓有什麼關係呢？要知道，人在夜間的時候血壓是相對比較低的，這是由於機體本身有一套興奮系統和一套抑制系統，白天人體的消耗量大，需要血液供應更多的能量，因此白天興奮系統發揮作用，使血壓升高、血流加速供應身體各個器官。

晚上睡著後需要的能量少，抑制系統就開始起作用，使血壓下降、血流減速，能量供給減少，機體得到休息。這樣一張一弛，我們的身體才能用得更長久。而如果晚上睡不著，人體就會處於興奮狀態，這樣一天到晚血脈沸騰，超過了機體能夠抑制的能力，血壓就降不下來了。不僅如此，一旦機體的自我調控能力崩潰，又不積極加以干預的話，血壓就會越來越高。

晚上不睡覺在中醫上說是很耗傷陰液的，楊小姐常年失眠，肝的陰液嚴重耗損，形成了肝陰虛的身體狀態，肝陰虛日久就會導致肝陽相對旺盛，從而形成肝陽上亢的證型，肝陽上亢就是中醫高血壓形成的機理。此時肝陽沖逆就會出現血壓上升、面色發紅的症狀，還有人會出現耳鳴、頭痛、頭暈等症狀。

另一方面楊小姐還沒有運動的習慣，這也是造成高血壓的一個重要原因。人的肌肉都是有彈性的，在運動時肌肉不斷地收縮舒張，會使彈性越來越好。同樣地，心血管也都是由肌肉構成，適當的運動可以鍛鍊心血管管壁的彈性，從而使血管不容易受到內外界刺激的傷害，降低高血壓的患病率。而長期不運動就會使血管彈性變差，受到刺激時不容易恢復原有狀況，時間長了還很容易造成血管硬化。

楊小姐的血壓那麼高，但自己卻沒有任何感覺，這也是很常見的現象，因此為了盡早發現高血壓，定期測量血壓就成為每個人都應該做到的事情。她可能早就有高血壓了，但就是由於沒有症狀才導致發現得這麼晚。

我給她開了調節睡眠的中藥和降血壓藥，並囑咐她回去後按時吃降血壓藥，待血壓下降到正常水平時要抽出時間適當鍛鍊身體。這樣睡眠改善了再加上鍛鍊，血壓就會得到控制。

幾十年前，得高血壓病的人很少，除了飲食上吃不到太多油膩的肉以外，還有一個原因在於那時候的人白天大多從事體力勞動，運動量是充足的，晚上又沒什麼娛樂，連電視都沒有，一般都早早就睡了，很少有聽說失眠的人。所以那個時候患高血壓的人還真不多見。現在不同了，睡眠不足、運動少的人多了，外加吃的也油多了，高血壓已經變成常見的慢性病。可能很多人覺得沒有症狀，或者吃了一段時間藥血壓降下來了就沒必要再吃藥，這都是錯誤、甚至危險的想法。沒有症狀的高血壓更是危險，隨時有可能在不經意間血管破裂發生意外。而吃藥後血壓控制好了，如果之後不加管理，血壓還是會升上來。

☆開胃祛痰降血壓

人的血壓高了，普遍有個症狀，就是眩暈。中醫認為眩暈的發生，是因為氣血不足或痰濁上擾，所以中醫有「氣不足，目之為眩」和「無痰不做眩」的說法。根據中醫對眩暈和痰的不同認識，高血壓病的中醫食療要掌握以下7個原則。

原則1．少吃油膩

膏粱厚味，滋生痰濁，對高血壓是極為不利的。所以高血壓患者在飲食上要格外注意清淡。我們講了油脂大、脂肪含量高的菜要少吃，所以像動物內臟、蛋黃、烏賊、鮑魚、無鱗海魚、蝦、蟹黃這類食物要少吃，因為這類食物中飽和脂肪酸含量比較高，這是有害的脂肪酸，是造成動脈硬化、血栓的罪魁禍首。

原則2．科學用鹽

我們都有這樣的感覺，做菜不放鹽，吃起來沒味道不香。但是前面講了，吃鹽多是對高血壓極為不利的，所以大家還是要有所節制地使用，每天最好控制在3～4g。有個小訣竅是炒菜的時候不要早放鹽，等菜快熟的時候再放，這樣能減少鹽的量，還不失鹹味。另外醃製的食物、醬湯等，也要遠離。

原則3．使用素油

素油是什麼，就是我們常說的植物油，如玉米油、花生油、橄欖油等，這些油中不飽和脂肪酸含量比較高，這是有益健康的脂肪酸。所以炒菜時建議使用這類油，量以合適偏少為宜。

原則4 · 食宜適量

食量過大，脂肪堆積，體重增加，為了滿足身體器官的需求，血壓就會相應地升高。有人做過研究，體重每增加12.5kg，收縮壓就會上升10mmHg，舒張壓會上升7mmHg。所以控制體重是控制血壓的關鍵手段，而控制體重最有效的是控制飯量，特別是主食量。

日常能有效降脂的食物有：大豆、大蒜、洋蔥、海帶、山楂、玉米、蘋果、黑木耳、牛奶、魚肉、菊花、茶葉、荷葉等。

原則5 · 膳食均衡

膳食均衡是控制高血壓必備的輔助措施，如一天的食物攝入量中，蛋白質應該占總量的20%，可以從大豆、花生、魚肉、雞肉（要去皮）、牛肉、海參、淡菜等食物中獲取；脂肪應占25%，主要從植物油中獲取；碳水化合物（醣類為主）應占55%，可以從地瓜、玉米、燕麥、小米等粗糧中獲取。

而且早、中、晚的熱量也要分配均衡，一般早餐30%～40%，午餐40%～50%，晚餐20%～30%。晚餐吃得多、吃得晚，比例搞錯了，對血脂和血壓都非常不利。

原則6 · 多吃蔬果

蔬菜含有大量的維生素C和果膠，有利於排出多餘的膽固醇，預防動脈硬化；並含有豐富的鉀鹽，含鈉少，可以促進心肌活動功能；蔬菜還含有粗纖維，可以吸附膽固醇並刺激腸道蠕動，隨著排便而排泄。總之，蔬菜的這些好處對高血壓非常有利。高血壓患者適合的蔬菜有：芹菜、薺菜、紅鳳菜、油菜、菠菜、莧菜、番茄、苦瓜、小白菜、高麗菜、茄子、茭白筍、冬瓜、山藥、香菇、海帶、銀耳、大蔥、大蒜、洋蔥等。

水果能防治高血壓的好處在於，水果含有豐富的果酸，是血液中半胱胺酸的剋星，因為後者有損血管，引發動脈硬化；另外水果所含的纖維有很強的預防高血壓的作用；水果中的維生素A能提高人體抗病的免疫力。水果還能促進

蛋白質的吸收。

高血壓患者適合吃的水果有：柑橘、奇異果、葡萄、鳳梨、西瓜、柿子、桑葚、香蕉、棗、山楂、蘋果等。

原則7‧維持睡眠

美國有一項研究發現，高血壓患者如果能保證每天晚上入睡的時間比之前早1小時，且睡眠時常不低於8小時，血壓會有明顯的下降。這其實和我們中醫所說的睡眠差，肝陽上亢誘發高血壓是一個道理。所以高血壓患者朋友要盡可能地早睡、睡好。如果有睡眠障礙，我在前面也教過大家安神的方子，可以一試。

以上這7個原則對高血壓患者非常重要，如果你或你身邊有高血壓患者的話，建議請將這些原則變成自己的生活習慣，只有這樣，才能讓血壓穩定下來。除了原則以外，我們沈氏女科精選了8個保健食譜送給大家，這些食譜有開胃祛痰的功效，能充分發揮中醫食療食養的優勢。

1. 薺菜拌豆腐：薺菜半斤，洗淨水焯後切碎；豆腐1塊，開水稍微燙熟盛於盤內，上撒薺菜末，加調料，淋適量香油即可食用。

2. 油菜肉片：油菜半斤，洗淨切成小段；雞肉2兩，切薄片，料酒、鹽、澱粉攪拌均勻放置15分鐘。油鍋煸油菜半熟後盛出，再加油爆炒雞肉片，入油菜加調料至炒熟。

3. 夏麻煲豬肉：夏枯草、天麻各1兩，煎水20分鐘後去渣；瘦豬肉3兩，洗淨切小塊入煲中，加藥汁小火燉爛後加調料。

4. 雪羹湯：荸薺2兩洗淨去皮，海蜇頭反復漂洗去鹽分、砂粒。一起放入煲中，小火燉1小時加調料。

5. 清腦羹：銀耳1兩，泡開洗淨；生杜仲1兩煎20分鐘取汁，與銀耳同燉3～5小時，銀耳爛熟，加甜或鹹味調料。

6 .綠豆湯：綠豆3兩，大棗（紅棗）10個，薏米1兩，洗淨後同煮至熟爛，

加甜或鹹味調料。

　　7. 菊花粥：白菊花1兩洗淨，煮20分鐘取水；玉米3兩，山藥1兩，薏米1兩，洗淨入菊花水同煮成粥。

　　8. 二花茶：生山楂10g、蓮子心5g，金銀花、白菊花各3g，泡茶代飲。

別讓糖尿病再傳下去

從前一直說糖尿病是個「富貴病」，多出現於富貴人家，可現在卻大不相同，即使是在普通家庭，糖尿病也變得習以為常，有錢沒錢，其實都很有可能罹患糖尿病。特別是有家族遺傳史的朋友，更要小心了！

1 家族糖尿病遺傳，關鍵在自己

我一位朋友五年前發現自己得了糖尿病，來找我尋求治療辦法。對於糖尿病中醫也只是能緩解一下病情，並沒有什麼根治的方法，西藥還是要按時服用。但是我一定要給他講清楚他得糖尿病的原因，以免他繼續因錯誤的生活習慣而加重病情。

這位朋友出生於戰亂時期，當時家裡生活條件差，成長中又經歷艱辛，按照他的話說，就是從小到大就沒有一頓飯吃飽過。後來他和朋友合夥經商賺了不少錢，家裡條件也好了，每天大魚大肉地吃，也就是這大魚大肉讓他患上了糖尿病。朋友很是納悶，別人大魚大肉吃怎麼沒事，為什麼偏偏他就得了糖尿病？其實這跟他從小的體質和經歷是相關聯的。有學者研究過，出生於或幼年長於饑荒年代的人，生活條件轉好後患糖尿病的機率較常人要高很多。這是由於出生時或幼年時胰臟分泌功能已經適應了貧困的飲食方式，成年後飲食條件

變得異常豐富，飲食結構與幼年時相差很大，身體無法適應，胰臟沒有能夠消化如此豐富飲食的能力，因此超過負荷，胰臟功能就崩潰了。

如果你能夠在生活變好後，飲食方式依然維持在幼年時形成的胰臟功能承受能力範圍內，糖尿病應該是不會發生在你身上的。簡單地說，就是你在胎兒時期或兒童時期接受的飲食，一生都儘量不要有過大的變動。

如此說來，若是小時候飲食條件本就很好，成年後就可以毫無節制地飲食嗎？這也是不正確的觀點，糖尿病病因很複雜，任何人在高糖、高脂飲食環境下都有可能患糖尿病。大家都知道糖尿病是遺傳的，改變基因又需要很多代人的努力，父輩種下了種子到孩子，如果不注意飲食是很容易觸發基因而生病的。因此家裡有糖尿病遺傳史的也要節制飲食，高糖、高脂類食物都要儘量避免食用。

有統計表明我國糖尿病比美國發病率高出很多，這就是因為我國的「貧困基因」根深蒂固。我國自古以來就是農耕的平民百姓居多，改革開放後生活才逐步富裕起來，人們的整體飲食水平在短短幾十年中大幅度上升，源遠流長的「貧困基因」無法承受突如其來的豐富物質生活，因此就大量暴發了糖尿病。

跟朋友講解過糖尿病的由來後，我建議他以後一定要忌口，照糖尿病的規定飲食吃飯，並且最好勸家人也改變一下高脂的飲食習慣。朋友很擔心自己的病遺傳給下一代，我跟他講糖尿病遺傳與否關鍵在於自己，只要能忌口就不用過於擔心遺傳的問題。

佛家說我們一生的飲食量是有限的，過早吃完後半生可吃的就少了，這話最適合講給糖尿病患者聽，同時也講給所有人以示警醒。我們的一生很長，美食要慢慢享用。

2 愛吃甜食喝飲料，血糖易升高

甜食可以說是造物主給人類的一大禮物，但這個禮物雖然甜美動人，卻也危險重重。

甜食可以通過刺激神經及大腦，使人產生心情愉悅的感覺，在心情低落時吃點喜歡的甜食，烏雲密佈的心情立刻會變得晴空萬里。另外它還可以緩解身心疲勞，大多數人在勞累時都會有想吃甜食的衝動，這是由於大腦在疲乏時急需要葡萄糖來補充能量，而吃甜食是補充最快的方式。

甜食中含有大量的葡萄糖、蔗糖等，因此吃了甜食糖分很容易被人體吸收。當人體能量不足、血糖過低時，吃其他食物還需要一個消化吸收的過程，不能馬上轉化成葡萄糖使人恢復體力，而甜食卻可以立刻產生補充能量的作用。相對的，食用甜食會使血糖迅速升高並持續一段時間，而食物引起的餐後血糖升高遠遠不及相同量的甜食。

我們通常所說的血糖就是指血液中的葡萄糖，人體每一個細胞的活動都需要葡萄糖來供應能量，因此血糖必須保持一定的濃度才能夠維持生命的正常運作。一般空腹血糖低於3.61mmol/L就是低血糖，高於7.0mmol/L就是高血糖。

人體的血糖既不能過高也不能過低，血糖過低會造成組織細胞迅速死亡，比如大腦缺氧10分鐘才會造成腦死，而大腦缺糖時1分鐘就足以致死；血糖過高又會對血管造成破壞，產生慢性炎症反應，最終造成組織壞死。正常人是能通過自身調節使血糖維持在正常範圍內的。

人體的血糖是由胰臟控制的，當血糖過低時就會刺激胰臟分泌升糖素，從而使肝臟的儲備肝醣釋放到血液，使血糖升高到正常值；當血糖過高時又會刺激胰臟分泌胰島素，使血糖變成肝臟的肝醣儲備起來，或者促進血糖供應細胞

能量。胰臟的調節機制正常時我們的血糖也時刻都處在正常範圍，糖尿病患者就是由於調節系統出現問題才引起血糖升高。

吃了甜食後血糖會迅速升高，這就需要胰臟迅速做出反應，但胰臟的調節能力是有一定限度的，超過了調節限度系統就會崩潰，血糖就會混亂。愛吃甜食的人血糖波動比較大，因此就會反復刺激胰臟做出較高、較快程度的反應，當某一天血糖調節系統由於過度應用而崩潰時，糖尿病就來了。

如果某段時間你突然出現體重減輕，那就要高度警惕糖尿病了。當血糖調節系統出現問題產生糖尿病時，身體不能夠有效地利用血液中的葡萄糖，因此就會分泌激素分解脂肪來供應能量，為了維持生命所需的必要器官正常工作，身體就會減少對肌肉、皮膚等無傷大雅的組織的能量供應，這樣身體就會逐漸消瘦下來，這也是很多糖尿病患者越來越瘦的原因。

甜食本身就相當於「有毒的糖果」，過多食用甜食不僅容易引起血糖升高，還會引起肥胖、齲齒、近視等，面對甜食這個「美麗的陷阱」還是節制為好。當然，糖尿病患者最好還是隨身攜帶糖果，以防血糖過低引起休克。

3 體重失控的人，糖尿病多半會發生

有數據表明，過去30年裡，中國的肥胖率急劇上升，導致4600萬成人「肥胖」，3億人「超重」。中國已經成為僅次於美國的「肥胖大國」。肥胖倒還好說，麻煩的是容易引起很多疾病，糖尿病就是胖子的高發病之一。

周女士是我的一位老患者。一次她來看病，順便帶著讀初中的兒子做常規體檢，結果出來後血糖竟然高達15mmol/L（270mg/dl），當她得知孩子有糖尿病時楞住了，簡直不敢相信這是真的，甚至懷疑是不是檢驗人員把別人的血和

孩子的搞混了。

於是我們又給孩子驗了遍血糖，結果顯示還是完全一樣，這下周女士抑制不住痛苦的心情，頓時腿一軟蹲在了地上，要不是當時她丈夫在身旁，估計就暈倒了。孩子這麼小就得了這麻煩的病，著實讓人心裡難受。

有人問了，糖尿病不是老年病嗎，小小年紀怎麼就得了糖尿病呢？這就要從孩子的體重說起。周女士說她兒子從小就胃口特別好，而且從來都是個小胖子，孩子能吃飯家人都還挺開心，胖瘦也根本沒當回事。可自從發現孩子的糖尿病，孩子的胃口和體重就變成了天大的問題。

這個孩子的糖尿病其實就跟他的體重控制不佳有關係。一般長得胖的人要嘛攝入得過多，機體代謝不完堆積成脂肪；要嘛是吸收不了，身體代謝能力弱引起脂肪堆積，中醫上叫「瘀」。

這個孩子就屬於第二種吸收代謝能力差的胖子。聽周女士描述，孩子的飲食都很健康，但是食量是同齡孩子的兩倍，除了體育課，孩子平時運動相對比較少，所以我說他的肥胖是由於新陳代謝差造成的。而且後來我在和周女士的溝通中得知，她的母親就是糖尿病患者，只不過周女士自己還沒有任何糖尿病的徵兆，每次體檢血糖都正常，她就放鬆了警惕。

實際上，遺傳是門非常神奇的科學，像過去我們常說的「隔代遺傳」，就是遺傳學上典型的表現。孩子由於有糖尿病的遺傳基因，加上自身肥胖導致的代謝問題，一下子就讓糖尿病的症狀迸發出來了。從這個角度上講，每個家有糖尿病遺傳史的人都要注意。

為什麼代謝差又長得胖的人大多數都比較容易得糖尿病呢？除了遺傳的因素，從內分泌的角度上說，我們的胰臟中有一種胰島 β 細胞，胰島素的合成與分泌都是胰島 β 細胞來完成的，分泌出的胰島素會通過血液循環到達體內各個組織、器官，與特異的受體結合就會引發各個組織器官細胞的代謝活動，這樣我們血中攜帶的葡萄糖就會被消耗，而多出來的糖又會被轉化成脂肪。

只有這個過程有序正常地運行，血中的葡萄糖才會被控制在相對穩定的範圍內，不會太低也不會太高。但是這種代謝差的人，胰臟功能天生就比較差，如果飲食再不加控制，這套代謝系統就很容易因為超過工作能力而崩潰。

糖尿病其實並不可怕，但它的併發症相當可怕，如果得病後仍然飲食不節制，升高的血糖會破壞全身血管。眼睛血管被破壞了會引起白內障甚至失明；肢體末端血管被破壞會影響血供，引起腐爛、壞死，甚至截肢、死亡。

因此得了糖尿病的人要格外注意控制血糖，維持健康；家有遺傳史、還未得病的人，就要密切地關注自己的體重情況，遠離肥胖，就等於把糖尿病發病率降低。

4 偏食油膩，血糖升高致昏迷

油脂多的食物不光會引起高血壓、高血脂，也同樣會帶來血糖的問題。曾經我遇到過一位外國友人，他是來自發展中國家的留學生，在一次上課中間他突然暈倒，被送到我們醫院發現是糖尿病酮酸中毒。及時送醫，經過搶救終於清醒過來，之後詢問他情況才知道病因。他們家在當地屬於富豪級別，飲食上從來都是以油膩的肉食為主，自從出國留學，他被當地的美食深深吸引住，簡直吃遍了各種美味。

結果在不知不覺間他的血糖就升高了，直到發生酮酸中毒暈厥，才知道自己有糖尿病。經過治療改善了他的酮酸中毒，穩定了血糖。

這個留學生就是由於飲食過於油膩才導致糖尿病。他早在發病以前就有了三多一少（多吃、多尿、多喝、體重減輕）的糖尿病典型臨床表現，由於沒太在意便發展成糖尿病酮症酸中毒。

　　葡萄糖是我們身體能量的來源，脂肪和澱粉都可以轉化成葡萄糖，供應我們身體的能量需求，脂肪和澱粉也是所有食物中最快能夠轉化成最多葡萄糖的，因此這也是吃肉和主食容易飽而吃蔬菜水果容易餓的主要原因。

　　肉類和油脂中含有大量脂肪，因此這些食物食用過多轉化的葡萄糖也多，一旦超過胰臟系統的工作負荷，胰島素就無法充分發揮作用，從而引起糖代謝紊亂，血中葡萄糖升高。

　　這位外國友人在血糖升高後不僅毫不知情，還繼續高油脂的飲食方式，這樣就更加重了糖代謝的紊亂。此時機體是無法正常利用葡萄糖的，只好動用脂肪來供應身體所需能量，而脂肪在這種條件下又燃燒不完全，因而就會出現脂肪代謝的嚴重紊亂，此時游離脂肪酸生成酮體急劇增加，就會出現酮症酸中毒。

　　中醫上糖尿病屬於「消渴」範疇，主要是由於陰津虧損、燥熱偏盛，其中以陰虛為主，燥熱為標，這早在公元前2世紀的《黃帝內經》中就提到了。

　　《黃帝內經》中說：「此肥美之所發也，此人必數食甘美而多肥也，肥者令人內熱，甘者令人中滿，故其氣上溢，轉為消渴。」

　　意思就是說，長期過多地食用肥甘厚膩的多油脂食物，會損傷脾胃，在體內化生痰濕，痰濕鬱久最是容易化為濕熱。濕熱邪氣積於胃腸會使消化功能亢進，從而出現多食易飢餓的症狀。濕熱又容易耗傷機體的陰液，使水液代謝增快，從而出現口渴、多飲、多尿的症狀。

　　這位留學生算是比較幸運的，但不是每個人都能從死神面前逃脫。吃太多油膩的食物就相當於在給糖尿病可乘之機，糖尿病患者吃油膩的食物就更是冒著生命危險，這些人還是趁早改變一下飲食方式為好。

　　另外告訴大家一個能快速消耗油脂的小方法：山楂泡水。山楂具有幫助消化高油脂食物的作用，可以在餐後喝山楂水幫助消食降脂。山楂雖能消油脂，但功效有限，若攝入過多油脂類食物，山楂也會「力不從心」。

5 飲食精緻不吃粗食，也會影響到血糖

生活條件改善了，我們的嘴也變得越來越挑剔，對食物的口感要求也越來越高，糧食也是越吃越精緻，可是大家沒有意識到細糧可不一定健康。

那麼什麼是細糧什麼是粗糧呢？以前的人碾磨糧食後根據粗細程度分撥開，顆粒細膩的就是細糧，粗糙的就是粗糧。人們雖然不懂得兩種糧食具體有哪些營養成分，但知道吃了粗糧不容易生病。粗糧中含有大量的膳食纖維，吃起來口感很差，所以現在大多數人都不喜歡吃粗糧，因此也引發了很多疾病，許多人得糖尿病就與此有關。

細糧是經過精細的加工，把糧食最外層的粗糙部分去掉，剩下的中間最柔軟細膩的部分。細糧口感好，讓人百吃不厭，並且其所含的成分很容易被機體消化吸收。細糧中主要的成分就是澱粉，而澱粉主要就是由葡萄糖構成的，因此細糧能夠很快地被吸收並供給身體所需的能量。

除此外，細糧中還含有人體所必須的蛋白質、胺基酸，所以細糧在飲食中是必不可少的。然而也正是因為細糧的這些特點，只吃細糧就會增加患糖尿病的危險。另外細糧中營養成分比較單一，完全不能滿足人體對多種營養物質的需求，常常會造成身體某些元素的缺乏。粗糧加工粗糙或完全未加工，保留有糧食外層的粗制部分，蕎麥、燕麥、高粱、糙米、黑米、玉米、小米等雜糧類以及各種豆類都屬於粗糧。相對於細糧，粗糧中含有大量膳食纖維、維生素及礦物質，能夠與細糧互補來供應人體所需微量元素。不僅如此，粗糧中的膳食纖維還可以延長食物在胃裡的停留時間，延緩葡萄糖吸收速度，促進腸道蠕動和排毒，促進脂質的溶解，從而達到預防和輔助降低血糖的功效。

　　雖然粗糧有如此多的好處，但有些人為了降糖只吃粗糧也是不合適的。糖尿病飲食其實就是用含醣最少的食物來填飽肚子，與多吃菜少吃飯一個道理，多吃粗糧可以使人產生飽腹感而又不至於攝入過多葡萄糖。但是粗糧中的纖維會減緩腸道的吸收能力，引起腹脹、大便增多等現象，長期大量食用可以引起身體營養吸收的障礙，反而造成營養缺乏。

　　宋金時期的名醫劉完素曾說過，「人乃純陽之體。而油脂細糧乃生熱之物，故健者食之病也。病者食之甚也」。食物在中醫中也是有寒熱溫涼屬性的不同的，細糧相較於粗糧偏溫熱性質，長期單純食用細糧容易生熱傷陰，形成陰津虧損、燥熱偏盛的病理狀態，產生消渴的一系列症狀，消渴也就類似於現代的糖尿病了。如此看來，現代人置若罔聞的道理，古人早就有了深刻認識，我們豈不是應該重拾古訓。

　　日常飲食中最好的方式就是粗細合理搭配，既可以適當吃些傳統的粗糧，又可以增加一些加工精度比較低的細糧。這樣粗細搭配才能夠既滿足身體所需，又預防疾病產生。

☆巧用食療降血糖

其實中醫歷史上沒有糖尿病這個病名，根據其表現的症狀和病因，中醫把糖尿病稱作「消渴」，即消瘦煩渴之意。「消渴」最早記載于《黃帝內經》，所謂的「此肥美之發所也，此人必食甘美而多肥也，肥者令人內熱，甘者令人中滿，故其氣上溢，轉為消渴」。

唐代藥王孫思邈是第一位發現「尿甜」的醫學家，比英國人早一千多年，他在《備急千金要方》中寫道：「消渴者原其發動，此則腎虛所致，每發即小便至甜。」

第2型糖尿病很常見，多在35歲之後，占發病群體總數的90%以上。發病前，患者明顯超重或肥胖，臨床症狀以氣短、乏力為主，治療要益氣補腎，中醫認為這一類型糖尿病屬於氣虛腎虧。

糖尿病是世界幾大難治疾病之一，一但患病很難根治。西醫講究終身服藥。而中醫治療糖尿病，在控制血糖、尿糖，改善症狀，減少胰島素和口服降糖藥用量，甚至停用西藥和防治併發症等方面都有自己的優勢。因此，糖尿病並非不治之症，大家一定要有這個信心。

特別是在膳食療法上，中醫也比較獨到，如果能配合運動、心理、四季等方面的養生，就完全有希望戰勝糖尿病，讓自己像一個正常人一樣快樂地工作、學習和生活，享受健康的人生。

說到糖尿病患者的膳食，沈氏女科總結出了一些原則、禁忌和食譜，希望大家能夠學習並遵守。

遵守6個膳食原則

1. 保持體力和工作、生活能力。糖尿病患者的膳食中既要吃得飽，更不能喪失生活自理和生活的樂趣，要從心態上保持積極。

2. 主食（米、麵粉、玉米、高粱米、蕎麥、小米、南瓜、地瓜等）必須嚴格定時定量。一份為1/4飯碗，每日建議攝取量為1.5至4碗。一份＝白飯1/4碗＝麵條1/2碗＝稀飯1碗＝大片吐司半片＝小地瓜2條。

3. 副食蔬菜不限量，吃飽為止。兩餐之間肚子餓時可以以花生、豆類、杏仁、腰果等充饑。

4. 嚴格禁止各種高糖水果（包括西瓜、香蕉、鳳梨、柿子等，這些水果會讓血糖快速升高）、糖類、冷飲、糕點、蜜餞。可以番茄、黃瓜、涼拌菜代替水果。

5. 戒煙酒，忌肥甘，儘量少用木糖醇、甜葉菊等甜味劑，做到「食不甜甘」。

6. 烹調時可用醬油、食油、鹽、醋、薑、蒜、胡椒、辣椒等各種材料，但絕不可用糖、糖精等調味料。

食物禁忌要記牢

有降糖止渴作用的食物可多吃：豬胰臟（腰尺）、山藥、豇豆、茭白筍、苦瓜、薏仁、黑木耳、大蒜、芹菜、烏梅、冬瓜等。

含糖量超過5%的食物要少吃：白蘿蔔、南瓜、大蔥、冬筍、洋蔥、蒜苗、鮮豌豆、鮮藕、鮮蠶豆、啤酒、紅白葡萄酒。含糖量很高的食物絕不吃：胡蘿蔔、心裡美蘿蔔（紅心蘿蔔）、地瓜、馬鈴薯、芋頭、粉條、馬蹄。

這些食譜能降

1. **生地黃粥配方**：鮮生地250g、薏仁100g。功效：此方參考《飲膳正要》，具有滋陰生津、涼血除熱之功效。

做法：鮮生地洗淨切細取汁，薏仁淘淨熬粥後趁熱倒入鮮生地汁攪勻食

用。

2. 竹葉粥配方：鮮竹葉60g、生石膏100g、薏米100g。功效：此方參考《太平聖惠方》，具有清熱除煩，養胃生津之功效。

做法：竹葉洗淨切條，同生石膏放入砂鍋內加水熬20分鐘，取汁濾渣，薏米淘淨入鍋內煮粥，加入鹽等適量調料食用。

3. 杜仲腰花配方：生杜仲15g、豬腰肉250g。功效：此方參考《本草綱目》，具有滋補肝腎，健壯筋骨之功效。做法：豬腰剖開去臊筋，切成腰花，用調料適量浸泡60分鐘。生杜仲加水熬濃汁60ml，並用山藥粉兌成薄汁。油鍋爆炒腰花，澆上薄汁食用。

4. 醬醋豬肝配方：豬肝500g、烏梅10枚。功效：此方參考《食醫心鏡》，具有滋補肝腎，清熱明目之功效。

做法：豬肝洗淨切薄皮，山藥粉、雞蛋清浸泡60分鐘。烏梅熬煮取汁60ml。油鍋爆炒豬肝，倒入烏梅汁、山藥粉勾芡食用。

5. 素燴麵筋配方：麵筋60g、山藥60g。功效：此方參考《本草綱目》，具有養胃補氣，清熱止渴之功效。做法：麵筋洗淨切薄皮，山藥洗淨去皮切薄片。入油鍋煸成黃色，加調料文火燉至熟透，用薏米粉勾芡食用。

6. 油炒苦瓜配方：苦瓜250g、黑木耳30g。功效：此方參考《隨息居飲食譜》，具有補脾益氣，清熱明目之功效。做法：苦瓜洗淨切絲，黑木耳泡發後撕成小塊。油鍋煸炒苦瓜、黑木耳，加入調料食用。以上我列舉了糖尿病飲食的原則、禁忌和一些養生食譜，希望大家能夠從中受益。對於愛吃甜食的朋友，如果血糖穩定，可以在兩餐中間適當吃一點零食，而同時要減量主食，並注意血糖。至於水果，大家要避免高糖分的水果，選擇含糖量低的水果，如木瓜、櫻桃、蘋果、柚子等。血糖控制不好時應忌食水果。

小心，腫瘤也有遺傳性

　　很多人都知道高血壓、糖尿病有遺傳性，其實讓我們感到恐懼的腫瘤也是有遺傳性的，如果你家族中的長輩們不幸患過腫瘤，那麼對於你來說，最好的辦法是儘早培養防患意識。你的生活方式越健康，腫瘤就會離你越遠！

1 常生氣抑鬱的女性，易罹患乳癌

　　這些年乳癌的發病率越來越高，而且有不斷年輕化的趨勢，很多女性朋友可以說是聞之色變。無論是現代醫學還是我國古代醫學，都認為乳癌與情緒的關係非常密切，如今乳癌如此多發與女性普遍存在的負面情緒是離不開關係的。曾有位三十來歲的女士來找我看病，她說自己前段時間因為乳房疼痛去醫院檢查，發現乳腺增生，服用了一段時間西藥也不見好轉，由於她還沒有孩子，又怕手術治療會影響以後哺乳，聽別人推薦了我，便來我這裡尋求治療。

　　我們第一次見面時她整個人看上去情緒低落，她說自己還沒有孩子，還不知道做母親是什麼感受，很擔心乳腺增生治不好會發展成乳癌，講著講著眼睛就開始泛紅。

　　我見她難以抑制擔憂與害怕的情緒，便跟她講乳腺增生這個病最怕情緒抑鬱，一定要保持開心愉悅的心情才能痊癒。後來細瞭解發現這位女士平時情緒

就比較消極，遇到事情很容易往負面思考，使得自己經常處於抑鬱的狀態，發現這個病以後就更是憂心忡忡，情緒更加低落，甚至有過輕生的念頭。我安慰她說乳腺增生沒有她想得那麼可怕，發展成乳癌的機率也是很小的，只要控制好情緒一般是完全可以治癒的。

乳癌在古代叫作「乳岩」，是由於肝氣鬱滯導致氣滯、血瘀、痰凝，邪毒結於乳絡引起。乳腺增生的病因及病機與其是很相似的，如果乳腺增生疏於治療或病情繼續發展，最終就會導致乳癌。人體十二經絡中的肝經循行經過乳腺，而肝與情緒的關係又相當密切，因此情緒在影響肝經的時候就影響了乳腺的功能。

很多女性常生悶氣或者獨自憂愁想不開，這兩種情緒分別屬於鬱怒和憂鬱，它們都是屬於抑鬱的情緒，當人長期處於這種抑鬱的情緒狀態時，就容易導致肝氣鬱滯，氣鬱日久就會堵塞肝經，在肝經循行的乳腺處產生血瘀、痰凝等病理產物，此時阻塞乳腺就形成了乳腺增生。進一步發展後，痰瘀互相交結于乳腺形成邪毒就會最終導致乳癌。

曾扮演電視劇《紅樓夢》林黛玉的演員陳曉旭就是由於乳癌早逝的，她因為入戲太深，生活中難以走出戲中林黛玉憂鬱的情緒，肝氣鬱滯導致乳絡不通，才最終引起乳癌。我勸這位女士今後一定要儘量保持積極開朗的心情，如此才能使肝氣舒暢、肝經乳絡通暢，增生逐漸變小直至消失。同時我教給她乳房自我檢查的方法，方便她隨時觀察病情變化。

乳房自我檢查不僅適用于患者，每位女士都應該定期自我檢查，下面就教給大家正確的檢查方法：首先是視診，站立於鏡子前觀察兩側乳房是否對稱，有沒有異常的腫物或破損；其次是觸診，手掌平伸用四指滑動觸摸乳房，順序依次為外上、外下、內下、內上、乳頭，觸摸時由淺到深、由輕到重感受手下是否有腫塊或者結節。

如果發現有異常腫塊、結節或者分泌物，或者乳房出現明顯的形態改變，

就一定要去醫院就診。海帶在中藥中叫作昆布，有軟堅散結的作用，平時常吃海帶對乳腺增生及乳癌也有一定的預防和治療作用。

另外我再教各位女性幾個簡單的方法，每天睡覺前做一做，可以有效地防治乳腺增生，還能疏通經絡、促進血液循環，能起到健身防病的效果。這幾個手法是這樣的：

揉捏法：將你的左前臂外展，與身體呈一直線，然後用你的右手大力捏揉左邊乳房外側的上部（這個部位包括了沖脈和胃經，胃經上包含了治療乳腺增生的穴位），這個動作方向隨意，捏揉五六分鐘即可。左側做完，換成右側再做一遍。

直推法：把你的右手掌面放在左邊乳房上部（鎖骨下方），然後稍微施力，均勻柔和地朝下直推至乳房的根部，然後再向上原路推回到乳房上部，算一個來回。連續做20～30個來回之後，可以換成左手重複之前的動作。

振盪法：用你的左手小魚際（手掌內、外側緣由一組肌群構成稍隆起的部位，大拇指一側稱「大魚際」，另一側稱「小魚際」）的部位著力，從右邊乳房根部向乳頭方向震盪推趕，反復幾次，直到局部出現微熱即可停止。然後換做另外一邊，用右手再重複這個動作。

在做這三個動作的時候，身體和頭腦要儘量放鬆，建議各位女性朋友能堅持至少一兩個月，凡事只有持之以恆，才能見到效果。

2 常吃隔夜飯，削弱胃氣得胃癌

節儉是中華民族的優良傳統，本應該大力弘揚，但飲食上過於「節儉」可就不是什麼美德了，反而會給身體帶來病痛。

小高和妻子都是普通的工人，家裡的老母親和上學的孩子都要靠夫妻二人微薄的工資來養活，一家人生活上很是節儉，吃剩下的飯菜一口也捨不得倒掉，老母親更是省吃儉用慣了，經常搶著吃剩下的飯菜，老太太嘴上說上頓飯做得好吃，其實是心疼兒孫，把好吃新鮮的留給他們。

　　半年前小高的母親因為胃痛去醫院檢查，發現已經是胃癌晚期，西醫治療了一段時間，她實在是痛苦難忍，於是便決定出院。小高為了讓母親能提高生活品質，儘量延長一些壽命，於是便打聽到我這裡來吃中藥。

　　我瞭解了情況後嚴厲地批評了小高，雖然家裡條件差，但也不能經常吃剩飯，老母親再執拗回去，也要督促她改了這個習慣。現在還只是老人家查出胃癌，如果吃剩飯的習慣依舊不改，家裡其他人也很有可能患上胃癌。

　　偶爾吃一下剩飯剩菜問題還不大，但經常食用可就出問題了。由於空氣中的微生物進入飯菜中會產生一種還原酶，這種還原酶會使食物中的硝酸鹽轉化成亞硝酸鹽，因此隔夜的飯菜亞硝酸鹽含量會增加。被還原的亞硝酸鹽進入胃內與胺結合就會產生一種叫作亞硝胺的致癌物質，在亞硝胺的長期作用下胃癌也就是遲早的事情了。

　　另外現在很多人都有慢性胃炎，慢性胃炎會使胃酸分泌減少，胃酸較少的環境非常有利於胃內細菌繁殖。再加之老年人由於胃部的泌酸腺體萎縮，經常有胃酸分泌不足的情況，也給細菌生長提供有利的條件。胃內增加的細菌可以促進亞硝胺類致癌物質的產生，長期作用於胃黏膜將引起癌變。

　　我給小高講解後他很後悔沒有及早知道，並表示一定讓全家都改掉這個吃剩飯的壞習慣。我考慮到他家的條件比較困難，老太太得病後更是經濟緊張，便囑咐他以後找我看病不用掛號，希望能給他們一家減輕些負擔。

　　其實除了剩飯菜，還有一些經常吃的食物也是含有亞硝酸鹽的。其實你若是細心一些，翻看食物標籤你會發現，火腿等加工肉類的用料中就含有亞硝酸鹽。生肉中的肉毒桿菌會產生含劇毒的肉毒素危害人體的健康，而亞硝酸鹽可

以抑制肉毒桿菌生長，再加之亞硝酸鹽還可以和肉中血紅素結合形成好看的顏色以提高肉製品的「色相」，因此在肉類加工時商家會適量地使用亞硝酸鹽。

另外鹹菜等醃製食物中也是含有大量亞硝酸鹽的，所以這幾類食物要儘量少吃。胃癌的發病率雖然是韓國較高，但中國的北方高於南方、農村高於城市，這其中很大一部分原因就是飲食中含亞硝酸鹽食物過量。

那麼吃什麼可以防胃癌呢？其實只要多吃新鮮的水果和蔬菜就可降低胃癌的發生。大家或許聽說過，在歐洲地中海地區，那裡的人不光患癌症的人很少，更是連一般的心血管疾病的發病率都很低。於是科學家、營養學家、醫學家都過去研究了，研究結果發現，那裡的人有一套完整的飲食體系，這套體系決定了他們的身體健康水平遠遠高於其他地區的人，這就是「地中海飲食體系」，被公認為世界上最健康的飲食體系。

在地中海飲食體系中，很重要的一條就是，只吃新鮮的水果和蔬菜，而且多以生吃為主，即使是炒菜，也放一些少量的橄欖油。好的我們就要學，希望大家也能做到這一點。

另外自家醃製的食物一定要醃超過20天，以使亞硝酸鹽的含量降到最低。由於亞硝酸鹽溶于水，食用醃製食物前可以先用水沖洗一下。胃癌的早期診斷率很低，大部分胃癌在確診時已經處於中晚期，而胃癌早期又多沒有症狀，因此中年後定期檢查就變得尤為重要。

小高母親是由於節儉吃隔夜飯，還有一部分人是上班帶飯或懶得做飯，一次做好幾頓的量慢慢吃，這都是不可取的。一日三餐儘量要現吃現做，盡量少吃或不吃隔夜飯。

3 只吃肉不吃菜，毒素積累得腸癌

最近我看到的一份研究報告表明，10年前大腸癌患者中年輕人占1.8%～1.9%，而現在這一比例已高達6.8%～8%，並呈上升趨勢。在患病人群中，男性的比例遠大於女性。為什麼會這樣呢？

其實發病率高是因為我們吃得越來越不健康、食物越來越不安全、生活壓力越來越大，而男性比例高於女性，我想主要原因是因為男性的飲食結構不健康，又多以肉為主。要知道，這種飲食習慣給腸道的消化吸收帶來很大負擔，為腸道疾病埋下很大隱患。

我一位朋友家的兒子從小就特別喜歡吃肉，幾乎餐餐不離肉，而主食、蔬菜卻很少入口。前不久他因為拉肚子到醫院檢查出有直腸息肉，做完手術後來找我調理。我非常瞭解他的飲食習慣，於是借此機會想好好教育孩子的父母一番，希望不良的飲食習慣能引起他們的注意。要知道，孩子的健康，其實是受父母所影響的。

我和他的父母講，直腸息肉就是由於只吃肉的飲食習慣造成的。高脂肪飲食與食物纖維攝入不足是腸息肉、腸癌發生的主要因素，日常飲食中肉類較多會使腸道的消化吸收負擔加重，腸道蠕動減慢，食物中的毒素就會沉積在大腸內膜上，最終就形成了腸息肉或者腫瘤，日積月累還完全有可能發生癌變。聽我這麼說，孩子的父母終於下決心改變全家的飲食習慣了。

其實，我真不是想嚇唬他們，只是希望把問題的嚴重性講出來，引起他們的注意。我們醫師不是為了嚇唬患者而活，但是有時候，患者意識不到問題的嚴重性，缺乏持之以恆改變自己的決心，治好了病又回到不良的生活習慣中，

這是我們做醫師最不希望看到的。

大家應該了解的是，低纖維素的膳食結構會減緩腸道蠕動，引起排便時間延長或排便困難，使糞便在腸道內停留時間延長，糞便內的毒素在腸道內停留或者被吸收，從而增加了癌變的風險。相反地，多吃蔬菜、水果、雜糧等高纖維食物，可以通過纖維素在腸道內吸收水分、吸附毒素、促進腸道蠕動、促進排便，從而達到排毒護腸防癌的效果。

腸癌的發病率以北美、大洋洲最高，其次是西歐，而亞洲地區相對較低；而我國的腸癌發病率在不斷地快速上升，尤其是東南沿海地區明顯高於北方。綜合來看，這些發病率較高的地區存在普遍的共同性：經濟較為發達，人們的飲食結構偏于高油。因此這也說明過多食用肉類容易引起腸癌。

中醫上講多食肥甘厚膩的肉食容易使人生痰濕，大腸為陽明燥金，本就容易蘊熱化濕，痰濕堆積於腸道日久就會化生濕熱毒邪，這樣腸息肉就產生了。濕熱毒邪鬱久又會化為瘀毒，腸癌也就不遠了。治療上中醫採用清熱祛濕、活血化瘀的方法，由於腸道的排毒途徑主要是大便，腸癌的治療只要將瘀毒排出就完全有可能治癒，因此腸癌在中醫上的治療效果還是比較好的。

腸癌一般情況下是具有明確的癌前疾病的，並且其發展到中晚期癌的相對時間較長，因此也有機會預防。腸癌起病比較隱匿，早期常常只有大便潛血陽性。如果你近來沒有明顯誘因，卻突然出現排便習慣與糞便性狀改變、腹痛、貧血等症狀，就要儘早到醫院進行檢查。另外對於40歲以上有肉食習慣的人，最好是能夠定期檢查，而大便潛血是最方便、快捷、便宜的篩查項目。

4 常吃發霉或油炸的食物，小心患上肝癌

貧困年代缺衣少糧，人們也飢不擇食，就連發霉的食物都是寶貝。現在生活富裕了，家裡永遠都有吃不完的食物，可偏偏有些勤儉慣了的人抱著發霉的食物捨不得扔掉，最終吃出病來後悔莫及。

上個月，有一位60多歲老太太給我的印象特別深刻，她兒子帶著來醫院做常規體檢，發現她肝功能有些問題，便來我這裡調理。治病求因，我詢問她的一般情況，老太太自己描述的都很正常，沒有任何可疑的誘因。

之後是她的兒子悄悄告訴我，老太太經常看到有黴點的食物也捨不得扔，覺得可惜硬是要把發霉的部分去掉吃了，全家人誰也拗不過她。由於老太太非要自己一個人住，孩子們也沒辦法隨時看著，經常跟她念叨發霉的食物有毒，可老太太就是不相信，她兒子說這次正好趁著機會想讓我幫忙改掉老太太的壞習慣。

老太太這肝功能異常還真跟飲食習慣有關係，我再不好好跟她說說，以後老太太也許會病得更厲害。肝臟是人體解毒代謝非常重要的器官，人體消化系統的血液基本上都要通過肝門靜脈回流到肝臟進行解毒處理，因此食物中的毒素經消化進入血液也都要經過肝臟來解毒。如果吃進去的食物毒素過大或長期吃有毒的食物，毒素量超過了肝臟的解毒能力肝臟肯定會出現問題。

這位老太太肝功能異常就是吃了過多含毒的發霉食物導致解毒功能受阻所致。我說到這裡老太太就急了，艱苦的時候什麼都吃也沒出現問題，現在說發霉的食物有毒無論如何也不相信。我繼續跟她解釋說，發霉的食物中含有大量真菌，其中有一種叫作黃麴毒素，這種毒素對身體危害非常大，是世界上公認的嚴重致癌物，由於其容易在肝臟內沉積，因此對肝臟的危害最大，最容易引

起肝癌。如果一個70千克的正常人吃了20毫克的黃麴毒素就會導致死亡。

　　老太太聽到這裡也稍稍有些害怕，但仍然覺得自己只要把發霉的部分去掉就沒問題了，可事實並非如此。我們眼睛能看到的只是嚴重發霉的部分，而看不到的不代表沒有黴菌感染，黴菌是會一步步浸潤破壞食物的，沒有爛掉的部分也會有少量黴菌存在。

　　另外可能你還會說洗一洗、煮一煮就殺菌了，其實這也是錯誤的觀點。黃麴毒素是不容易溶解于水中的，並且還特別耐高溫，一般的水沖洗、烹調很難完全除掉黃麴毒素。

　　好在只有嚴重黴變的食物才會產生大量黃麴毒素，而一般的食物黴變能夠產生的黃麴毒素量很小，但就是這小量的毒素累積起來也會對身體產生緩慢的毒性，甚至完全有可能引起肝癌。黃麴毒素最容易滋生在糧食及堅果等食物上，因此碰到發霉的米、麵、玉米、花生等時一定要儘快扔掉，另外糧食及堅果製品發霉出現異味後也不可以繼續食用，比如花生油、香油等。老太太聽我講完也覺得有道理，但習慣也不是一時半刻能改掉的。我建議她儘量少儲備食物，這樣就能夠經常吃到最新鮮的。

　　從病理演變上，引起肝癌的原因主要是肝炎，但飲食不慎也很容易累積成癌。除了發霉的食物會引起肝癌，年輕人愛吃的油炸食品也容易致癌，日常飲食中一定要儘量避免食用這些容易致癌的食物。

5 邪氣入侵不注意，小心肺癌在逼近

　　肺癌十幾年前還是個比較少見的癌病，但短短十餘年它就一躍成為全球癌症之首。在我國肺癌更是早就成為癌症死亡的首要病因之一，並且發病率和死

亡率還在不斷增長。究其原因空氣污染肯定難逃罪責，雖說如此但也不能把所有責任都推給空氣污染，自身的調養也是有很大關係的。

某次，一位行長朋友來找我看病，他說乾咳了快一個月，一直也沒太在意，想著是感冒，休息休息就好了，這兩天咳嗽得厲害，昨天竟然發現咳出了血絲。他父親母親都是肺癌去世的，想起來他們之前也是一直咳嗽，便害怕是不是自己也得了肺癌。他一大早起來就跑醫院找我做各種檢查，檢查出來也沒什麼大問題，胸部X光片看著肺也挺乾淨。他心裡擔心咳嗽會不會變成肺癌，非要讓我給開點保肺防癌的藥不可。

我給他做了簡單的檢查後對他說，只是個輕微的上呼吸道感染，咳出血也只是咳嗽劇烈引起咽喉充血破裂導致的，不用這麼擔心。你有父母得肺癌的家族史，只能說你的肺更脆弱更容易得這個病，但不能說一定會得，引起肺癌的因素很多。

我記得他的老父親特別愛吸煙，這就是個很大的致病因素，他父母常年生活在一起，母親肯定吸了不少二手煙，得同樣的病也是可以理解的。我這位朋友倒是養成了好習慣，從來煙酒不沾。

導致肺癌的因素很多，除了空氣污染、吸煙外，還有接觸有害物質和粉塵的職業、電離輻射等，甚至感染、結核也是誘因。在一次醫學活動上，我和一位三甲醫院的胸外科主任交流過肺癌的問題，他說現在不光男性群體中患肺癌的比例在升高，很多40歲以後的女性也加入了這個群體。他這麼說我感到有點詫異，於是就問他是不是空氣和二手煙的原因。

這位胸外科主任解釋說，其實女性患肺癌是多方面引起的，但主要是「氣」上得，現在空氣不好，霧霾是一個因素。外加上身邊吸煙人群，被動吸二手煙也是一個因素。另外就是生活壓力大，女性往往抗壓能力較低、情緒容易波動，所以生氣也是一個因素。還有一個因素很多人都猜不到，就是女性在家裡經常扮演主婦的角色，炒菜做飯中的油煙吸入到肺，也是誘發肺癌的一個

原因。

他這麼一說，還真是提醒我了，肺如此嬌嫩，油煙等有害氣體長期侵襲，一定是會造成傷害的。於是，我把學來的這個知識分享給我的患者、朋友、徒弟，並叮囑大家一定要互相提醒，儘量少受一點兒「氣」，多保護一下肺。

另外飲食也一定程度導致肺癌容易發生，現在有很多研究已經表明，較少食用含β胡蘿蔔素的蔬菜和水果，發生肺癌的危險性會升高。因此有患者向我求防癌方的時候，我都會讓他們回去多吃點含β胡蘿蔔素的綠色、黃色、橘黃色的蔬菜水果。

另外中醫講肺與大腸相表裡，肺的正常生理是主宣發肅降的，如果大便不通暢也會影響肺的宣發肅降功能，從而不能夠將體內的濁氣完全排出，因此多吃粗纖維食物保持大便通暢也是很關鍵的。

中國吸煙者眾多，大家可能發現同樣的環境下有的吸煙者得了肺癌，有的就沒得，除了遺傳的因素以外，其實還是和個人體質有關。正氣存內邪不可干，這句古語就是告訴我們自己身體如果健康，就不會受到邪氣的侵犯。因此在人類自己造成的環境污染面前，既然躲不過就要強壯自身的「兵力」來抵擋空氣汙染的「外敵」。

別人吸煙沒得癌，不是你吸煙的理由，我還是希望大家為了自己的健康和別人的健康，遠離煙草，給自己和這個世界多一點新鮮的空氣吧。

☆別讓惡性腫瘤打敗你

惡性腫瘤的成因至今尚未完全清楚，但是精神因素的致癌性已被公認，所以心理治療已經成為防癌抗癌的首選。中醫在這方面，有「意療」的優勢，可以發揮至關重要的作用。

我可以理解，腫瘤患者普遍存在「恐懼心理」，自認為得了「不治之症」而悲觀失望，精神負擔過重，整日垂頭喪氣，喪失了生活的樂趣。其實這種消極的精神狀態，極大地抑制了人體自身的抗病能力，也極大地降低了人體的免疫功能，對戰勝癌瘤極為不利。

實際上，一方面，作為醫師，我們自己也要給患者傳遞積極樂觀的情緒，幫助患者朋友建立自信，與患者互相鼓勵、互相關懷、互相幫助，盡可能地讓患者忘卻腫瘤、忘卻痛苦，從這個角度上講，醫師的意療作用是不可替代的。

另一方面，作為患者的家屬，也要幫助患者朋友創造一個溫馨、和諧、輕鬆的環境，這種環境可以喚起患者生活的勇氣和求生的欲望，增強患者戰勝腫瘤的信心。

當然，最重要的是患者朋友自身的積極奮鬥。要讓自己做到少進醫院、少讀醫術，對病情不深究，否則，不會增長知識，只會增加負擔。盡量轉移自己的注意力，在自己身體能承受的範圍內，多參加感興趣的文體活動和休閒娛樂活動。

其實無論是中醫還是西醫，都有很多幫助患者戰勝惡性腫瘤的成功案例，但是這些成功戰勝癌症的患者朋友，沒有一個不是心態積極、充滿希望的人。所以，想戰勝惡性腫瘤，先要讓自己積極樂觀起來，不要被惡性腫瘤四個字所

嚇倒。

　　除了藥物治療以外，中醫食療在防癌抗癌方面亦有豐富的經驗，能夠幫助患者朋友提高生活質量、延長生存時間，增強患者戰勝腫瘤的自信心。我在這裡，為患者朋友們推薦8個有效的食方。

1. 口蘑燉雞

　　母雞1隻，洗淨開膛，塞入口蘑100g，文火燉熟，喝湯吃肉。可以滋補氣虛，有抗癌、提高免疫力的功效。

2. 黃芪煨鴨

　　鴨子1隻，洗淨開膛，生黃芪200g，塞入膛中，文火煨爛，喝湯食鴨。可以補氣養陰，提高免疫力。

3. 赤豆薏米飯

　　赤豆200g、陳皮50g、山楂50g、薏仁200g、大米100g，用陳皮水煮飯。可以健脾開胃，增加食欲。

4. 蘆根綠豆湯

　　蘆根50g、薏仁30g、綠豆30g，蘆根煮水，文火煮爛薏仁、綠豆，喝湯吃仁。可以清熱解毒、利尿祛濕。

5. 決明枸杞凍

　　生決明子100g，煮水去渣，入枸杞50g煮沸，加入瓊脂30g，冰糖若干，冷卻成凍食用。可以補腎養肝，清熱明目。

6. 丹皮芋頭羹

　　丹皮30g，煮水去渣，芋頭50g，用丹皮水煮爛加調料後，用澱粉勾芡成羹食用。可以涼血散瘀，補中益胃。

7. 雞蛋菠菜

　　菠菜250g，洗淨切段，用芋頭糊調勻，上籠蒸包，微出熱氣取出，將蛋清、生雞內金粉、澱粉調成芡，倒在菠菜上食用。可以活血通脈，開胃止吐。

8. 百合三七肉

百合50g、三七15g、瘦豬肉250g，三七洗淨切片，豬肉切片，加油鍋煸熟食用。可以清熱止痛，滋陰養腎。

第四章

女性不注意的事，
變成了難言之隱

為何月經總是不聽話？

月經是女性健康的「晴雨錶」，可以說月經好，女性婦科就好，氣血通暢。但是生活中還是有很多的女性不懂得呵護自己的健康，讓本來應該「聽話」的月經變得「不聽話」，導致月經不調、痛經、閉經等健康問題的出現。

1 愛吃涼食，你會把子宮變「冷宮」

子宮，顧名思義就是寶寶的「宮殿」，是女性孕育下一代的場所。因此子宮環境的好壞決定了胎兒能否健康地生長。大多數女性都要孕育自己的孩子，因此給寶寶一個良好的宮腔環境就顯得尤為重要。

我觀察到，如今很多女性都存在宮寒的問題，胎兒在這樣的「冷宮」中怎麼能健康成長呢！曾經有一對結婚兩年的小夫妻來找我看不孕不育問題。他們拿著一大堆的檢查結果擺在我面前，我仔細翻看一遍，男科、婦科、常規檢查、血液檢查、超音波、精密檢查……各種檢查應有盡有，但並沒有發現任何異常。

這對小夫妻一臉苦悶地說，結婚兩年多並沒有採取避孕措施，但就是不懷孕，父母非常著急，眼看著身邊朋友的孩子都長大了，小倆口更是心急如焚。前段時間去醫院把西醫檢查做了個遍也找不到原因，最後只能寄希望于中醫。

我仔細觀察了夫妻兩人，丈夫從氣色上看很健康，妻子似乎就有些問題了。我看她眼圈、下巴和口唇周圍微微發青，一搭她的脈，手腕以下皮膚冰涼，脈象沉弦，一派體寒之象。經過瞭解得知，她平時很愛喝冷飲，有時甚至在例假期間也忍不住誘惑。我說你是不是有痛經，月經是不是有血塊，平時白帶還跟水一樣？她頻頻點頭稱是。

　　聽到這個回答我就大致明白她不孕的緣由了。我對她說，你這是宮寒引起的不孕。冷飲是非常寒涼的食物，你吃冷飲時，寒氣會通過脾胃循著經絡到達胞宮，日積月累胞宮寒氣過盛就形成了宮寒。寒氣是主凝滯的，會使血液凝聚，產生血瘀的狀況，因此就會痛經，月經有血塊。

　　寒氣過盛，陽氣不能溫達四肢，四肢末端就會冰涼。眼周、下巴都是可以反映子宮狀況的面診部位，這些部位發青色就是子宮受寒的象徵。宮寒最終導致子宮的血管痙攣、血行緩慢，整個宮腔環境變得不適合精子和卵子結合，因此只有改變宮腔環境才能治好宮寒導致的不孕。

　　如果女性有宮寒的情況，即使懷孕了，胎兒的成長也會受到影響，會導致孩子出生後有「先天不足」的情況出現。大多數父母都非常注重孩子出生後的外界成長環境，但卻忽視了「子宮」這個非常重要的內部環境和先天環境。我經常遇到一些初為人母的女性，時常苦惱于孩子身體差不好養，在孩子身上下了苦功夫，用了各種調補方法，生病還是家常便飯。每每遇到這種情況，我都只能無奈地歎口氣，心想懷孕的時候沒有給孩子一個好的環境，出生了想調理可就沒那麼容易了！因此我勸誡這對備孕中的小夫妻，為了孩子的健康，一定不要在身體差的時候急於求子。

　　我給她開了些溫陽驅寒暖宮的藥物，間斷地吃了半年後，突然有一天夫妻倆很開心地來跟我報喜，說已經懷孕三週了。兩人對我十分感激，幸福之情溢於言表，我也為他們初為人父人母的那份喜悅而激動萬分。

　　其實這對夫妻的例子還只是輕微的宮寒，算是比較容易治療的。除此之

外，宮寒的表現還有很多，輕的只是月經不調、痛經、經期腹瀉、產後腹痛、小腹冷痛、腰膝酸冷等，嚴重了還會引起常年不孕、習慣性流產。而引起宮寒最直接的因素就是吃涼食，因此女孩子們千萬不要圖嘴上的一時痛快，換來心理和身體上的長久痛苦。很多情況下年輕人都避免不了吃涼食，我在這裡就介紹給大家一個預防宮寒的小方法。大家可以做一個或買一個鹽包，將鹽包適當加熱後放在小腹子宮處熱敷，每天敷半小時左右，長期堅持可以達到暖宮驅寒的效果。

除此之外，家裡有艾條的女性朋友，如果有宮寒的症狀，也可以艾灸腹部的神闕穴以及腰部的八髎，都能起到很好的效果。

神闕穴（圖13）位于肚臍正中，屬於任脈的穴位。當人體氣血陰陽失調而引發疾病時，通過刺激或施藥於神闕穴，便有調整陰陽平衡的功能。艾灸此穴可增強女性身體內的陽氣，補虛益損。

八髎（圖14）又稱上髎、次髎、中髎和下髎，左右共八個穴位，分別在第一、二、三、四　後孔中，合稱「八穴」。八髎其實是八個穴位：上髎、次

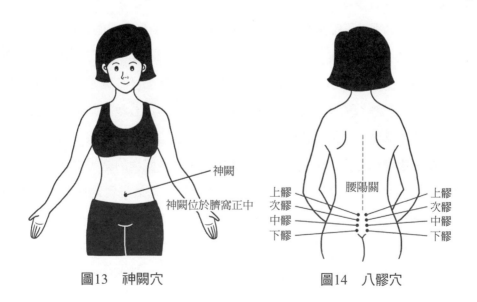

圖13　神闕穴　　　　　　　　圖14　八髎穴

髎、中髎、下髎各一對，所以叫作「八髎」。艾灸此穴位，有強腎固本的效果，對小便不利、月經不調、小腹脹痛、盆腔炎等均有明顯的治癒效果。每次艾灸不要超過1小時，30～40分鐘為宜，艾灸時不要空腹，艾灸結束後適當喝一些溫水。大家要記住的是，艾灸和其他養生保健方法都是一樣的，蜻蜓點水、三天打魚兩天曬網的做法是沒有效果的，只有做到持之以恆才能體會到身體恢復健康的那份快樂。

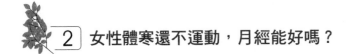

2 女性體寒還不運動，月經能好嗎？

有位剛留學回來的女孩來找我看月經不調，她說她比別人怕冷，一年四季手腳都是冰涼的，最近幾個月還經常痛經。這個女孩體型偏瘦，整個嘴唇周圍和下巴都是發青色的，我詳細問了她在國外的生活方式，她說在國外沒有喝熱水的習慣，都是直接喝冷水，回來國內習慣了也就沒再變過。一個人在國外讀書比較辛苦，幾乎天天都要熬夜，吃飯更是沒有在家裡那麼豐盛。

我對她說你這是體寒導致的月經不調，平時人們經常說的體寒其實就是陽虛體寒。我們的體質和西方人是相差很大的，人家長那麼壯實生來就喝涼水吃肉食，骨子裡已經習慣了。我們國家從來的習慣就是以五穀蔬菜為主，以肉類為輔，從小就不讓孩子喝涼水，上百甚至上千年的習慣已經深深地印在了基因裡，你硬是跟著西方人的生活方式走，老祖宗留在身體裡的基因肯定不答應。經常熬夜喝涼水，這些都是非常耗傷陽氣的行為，陽氣是管溫煦我們的身體的，身體的陽氣少了就像火爐的火不旺了，火不旺肯定就不能溫暖到身體的每個角落，就會使手腳這些處在身體末端或邊緣的部位處於冰冷的狀態。

女性的子宮是個很容易受到全身狀況影響的器官，體寒的狀況下最先受影

響的也是子宮，子宮寒涼月經失調就不難理解了。所以我建議她還是得先把生活方式改過來。我接著問她平時有沒有鍛鍊的習慣，她說以前也有過鍛鍊的想法，但都是三天打魚兩天曬網，最後無疾而終。

　　這女孩體寒還不運動，單靠吃藥可不是長久之計。我忍不住對她說教了一番，我說你體寒的問題除了生活上要改變習慣，適當的運動是非常重要的。中醫認為脾主四肢，運動其實就是在活動四肢，四肢活動開了反過來會幫助脾胃運化生成陽氣。同時運動又會把陽氣從體內心腎兩臟，通過血液的運行輸送到全身各處。這樣周而復始就形成了良性循環，日久就會把陽氣養回來，改變你體寒的體質。

　　舉個簡單的例子，我們出門快走一圈，走到後來你會發現身上出汗了、熱呼呼的，其實就是因為運動加速了你氣血的運轉，讓你的身體變熱，同時完成了排毒代謝的工作。所以為什麼我常常向身邊人推薦走路、快走，就是因為這種方式對我們的身體太好了。氣血運轉起來，經絡裡瘀的地方就容易被打通，脂肪也會減少，血管也會暢通，身體裡潛伏的很多的疾病就會消失。

　　幸虧這位女孩非常有決心，之後經過規律的鍛鍊和不間斷地服藥，月經很快就正常了，但是想要改變體寒的體質可不是一蹴而就的，這需要她長期堅持運動。

　　當然運動也不能過度了，運動過量也會引起月經不調，大多數女性運動員也有過月經不調的經歷，有的甚至出現閉經，她們就是運動過量反而耗傷了陰血。如果是月經期和經期前後，我建議女性朋友們最好不要做劇烈運動，這個時期本來就比較虛弱，劇烈運動反而會傷身。有很多青春期的少女，月經初來不規律，我就建議她們避開經期，適當運動，往往月經剛來的幾年調好了，以後就不容易得婦科病。

　　總之，體寒的女性多少都是有一些脾氣虛和脾陽虛的症狀，比較適合吃一些溫補養脾的食物。在這裡我有一道湯膳推薦給大家一靈芝陳皮老鴨湯。材

料是老鴨、靈芝、蜜棗、老薑、陳皮，以及適量鹽。做法是先把老鴨以沸水
焯過待用；然後將靈芝、陳皮、蜜棗洗淨、老薑洗淨切片備用。接下來，將老
鴨、靈芝、陳皮、蜜棗、老薑放入開水鍋中，用中火煲2至3小時，加鹽調味即
可，趁熱服用。鴨肉可以「生津血、補五臟」，有很大的滋補作用，而且不易
上火，配以養心安神的靈芝、理氣健脾的陳皮，滋補強體的功效很好。女性每
週喝一兩次這個清潤可口的湯，可以起到健脾開胃、滋補肝腎、養陰止喘的功
效，特別適合體寒體弱的女性飲用，尤其是在冬天。

3 心情不好肝氣鬱滯，月經失調找上門來

　　常有人說女性是感性的動物，這跟她與生俱來的生理特徵密切相關，這種
陰柔的感性給生活帶來不少情調，但感性過度反而會傷及自身和他人。

　　我的一個遠房侄女天生性子急，偏偏找了個慢條斯理的丈夫。侄女年輕的
時候經常因為侄女婿行事緩慢而發脾氣，後來她發現月經經常淋漓不盡，半個
多月也走不乾淨，於是來找我調理。我深知她的脾氣，於是跟她說你這就是鬧
脾氣造成的，除了吃藥還必須得改改脾氣，不然還會再犯。

　　發脾氣怎麼就引起月經問題了呢？其實她這屬於肝氣郁滯中的鬱怒。肝是
管藏血、主疏泄的，肝臟以舒暢條達為佳，肝經的循行是經過小腹、環繞生殖
器的。肝的疏泄正常，經脈中的血就會按周期滿溢，月經也就會按週期來止。

　　她經常生氣就會導致肝氣運行不暢快，肝氣不暢又會導致肝臟疏泄失職、
氣血失調，由於怒氣是火，怒又屬於肝木疏泄太過，疏泄太過就會導致月經提
前。怒氣化火，肝火就會循經絡下行到子宮，火旺而迫血出於脈外，引起月經
淋漓不盡的症狀。

她吃了幾個療程的藥月經就恢復正常了，從這次以後，侄女的脾氣有所改善，加上侄女婿對她多加謙讓，她的月經問題也沒再犯過。

肝氣郁滯除了有鬱怒的人，還有一種鬱結的人。這種人生氣了不發脾氣，經常是自己一個人生悶氣。對別人的危害先不說，對自己的傷害可就大了。這類女性通常會出現月經推後或閉經的症狀，這是由於肝氣鬱結肝木疏泄不及，加之氣鬱日久肝經經脈阻滯所致。這類人除了月經不調，還會表現出情緒低落、唉聲歎氣、胸部脹痛、食欲不佳等症狀。

肝氣鬱結的女性還有一個顯著的特點，就是臉上的色斑比較明顯，特別是35歲以後的女性，這一點是很明顯的。為什麼肝的問題會體現在臉上呢？這是因為鬱久化火，灼傷陰血，導致臉部血液運行不暢，氣血不和就容易讓代謝廢物沉積下來，從而形成了色斑。

對於肝氣鬱滯引起的月經不調，除了調節情緒，大家平時也可以通過中藥調理，如四逆散。這個藥方出自《傷寒雜病論》，需要用到柴胡、炙甘草、枳實、芍藥四種藥物。具體做法是柴胡、芍藥、枳實、炙甘草各6g，然後加適量水煎服。一天三次，每次一杯，溫熱服用。

中醫治療肝氣鬱結的常用藥物有柴胡、白芍、枳殼、香附、郁金、元胡、陳皮等，這道方子裡用的這幾味藥物，疏肝理氣的效果都不錯。這個方子在臨床上很常用，女性朋友們需要疏肝理氣時，也可以自己服用。

另外職場中的女性，還可以在辦公室自製玫瑰花茶，做法很簡單：每次取幹玫瑰花6～8只、冰糖適量、枸杞子四五粒，放入杯中，用開水沖泡代茶飲服。玫瑰花茶可疏肝解鬱，理氣止痛，同時對女性內分泌調養有很好的幫助作用。枸杞子具有補腎明目，延緩衰老的功效。

不過，女性朋友們要記住，無論是四逆散還是玫瑰茶，在經期及其前後都不適宜服用。其實最好的還是保持一個平和的心態，不為小事抓狂，不隨便發脾氣，做到這一點，什麼病都能好一半！

4 給自己壓力太大，月經肯定不聽話

　　如今，女性的社會地位越來越高，甚至有人說有現在的社會有陰盛陽衰的趨勢，隨之而來的是女性工作和生活的壓力也變得大了起來。由於女性特殊的生理特點，月經的狀況就成了壓力大小的天然測試計。

　　之前朋友介紹一位大學女教授來找我調理月經，她剛38歲就已經當上了教授，足以見得她在工作上有多麼的努力。她說她今年剛晉升為教授，準備晉升的那段時間非常辛苦，除了工作上要拼命地努力，家裡孩子年齡小還需要人照顧，雙方父母又都在外地。

　　有時候夫妻倆回家很晚，看著孩子一個人玩，心裡難過，但她是個事業心很強的女性，忙起來常常忘記生活。她跟丈夫也是一天見不著面，晚上回去累得說不上幾句話。幸好丈夫很理解她，生活上也儘量幫著她打理。

　　這位女教授繼續對我說，之前忙的時候沒注意，現在教授職稱已塵埃落定，有了些空閒時間，也有精力顧及身體，才發現自己已經半年沒來月經了。她還說過幾個月要做一項國家自然基金的課題，想趁這空閒的幾個月趕緊把月經調理正常。

　　說到這裡我立刻就打斷了她，對她說，你給自己這麼大的壓力，就算這幾個月月經暫時調好了，在你不斷給身體施壓後，又會變得不正常。月經是跟肝臟的關係很密切的，肝主疏泄的生理功能主管著月經的來與停，如果肝的主疏泄功能不好，月經就不能正常地來與停。

　　肝主疏泄就是指疏通和排泄肝血，就像河流的大壩一樣，大壩如果開關不利就不能適時地疏泄河水。而肝的疏泄功能受心情的影響最大，壓力大就會使人時刻處於緊張的狀態下，一緊張肝就不能正常地疏泄，月經也就會失調。

　　她能夠理解這點，但是無奈性格如此，倔強的性子一時半刻無法改變，因此我除了給她開藥之外，還建議她在壓力大的情況下儘量學會放鬆心情。

　　其實還有一類人最容易月經不調，那就是高中考生。高中考生壓力很大，對月經又處在懵懂的時期，因此月經不調就很難被發現。如果孩子自身氣血充足就可能會出現閉經、月經推後的情況，如果氣血虛弱就可能會出現閉經、月經提前或月經淋漓不盡。

　　前者閉經是因為血脈不通，血脈輕度不通暢就會出現月經推後，嚴重不通暢就會閉經。後者氣血不足，氣虛不能將血液攝於脈內就會出現月經提前或淋漓不盡的現象，氣血嚴重不足導致不能充盈脈管就會閉經。

　　所以我在這裡也奉勸那些青春期女孩的家長朋友們，不要給孩子太大的壓力，成績固然重要，但是健康更為珍貴。很多女孩子年輕時候患上的病，要花很長的時間才能調理好，其實仔細想想，拿健康換成績也有點兒得不償失。

　　而且女孩在青春期，學業壓力大，有時候營養和運動跟不上，會導致氣血雙虧，家長要格外留意這一點。氣血不足的女孩不光會出現月經不調的問題，而且也會影響大腦的思考，這就是為什麼上了高中之後，女孩在理科方面成績往往不如男孩的原因。

　　那麼除了通過釋放壓力調節月經之外，還能怎樣自行調理呢？下面我教大家一個通過按壓穴位來調節月經的方法。三陰交（圖15），在小腿內側的兩個骨頭中間，內踝上三寸肝經、脾經、腎經三經交匯之處，按壓三陰交有很好的調節月經的作用。體質較好人的通過按揉就能達到效果，如果體質偏虛寒可以用艾灸法灸三陰交穴。

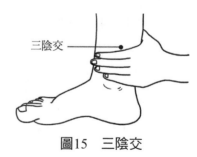

三陰交

圖15　三陰交

5 調節月經靠激素，長出肌瘤不奇怪

　　現代婦科醫學已經把女性每個月的生理變化研究得很透徹。女性每個月不同時期身體的激素水平是遵循一定規律不斷變化的，正是因為掌握了這個規律，通過激素來調節月經就變得易如反掌，但激素在發揮作用的同時也產生了很多副作用。

　　我有位朋友的女兒在國外留學，剛出國這半年月經很不規律，兩三個月才來一次，她以為是水土不服就沒太在意。過年回家她媽媽注意到這點，便帶她到婦科檢查，結果做超音波，發現子宮裡長了個小肌瘤。這可把媽媽嚇壞了，這麼小就長肌瘤，以後可怎麼辦呢？

　　婦科醫師仔細詢問了病史，原來這女孩個性陰晴不定，碰巧的是還逢考就來生理期，她怕來月經耽誤考試，又聽同學說吃一種藥就可以讓月經延後，於是整個高中三年每逢大考就吃藥，其實她吃的這個藥就是激素。女孩的媽媽不想給孩子做手術，婦科醫師建議去找中醫調理，於是便來到我這兒尋醫問藥。

　　她剛來找我還很懷疑，以為中醫只能調理身體，不知道還能治子宮肌瘤。我跟她仔細講了中醫治療子宮肌瘤的淵源。其實子宮肌瘤早在我國東漢末年就有了明確的治療方案。東漢醫聖張仲景在《傷寒雜病論》中說：「婦人宿有癥病，經斷未及三月，而得漏下不止，胎動在臍上者，為癥痼害。妊娠六月動者，前三月經水利時，胎也。下血者，後斷三月衃也。所以血不止者，其癥不去故也，當下其癥，桂枝茯苓丸主之。」

　　這其中的癥病指的就是現代的子宮肌瘤。他這段話講的是妊娠期婦女長了子宮肌瘤後陰道出血不止，要服用桂枝茯苓丸治療。所以我說中醫比西醫治療肌瘤的方法要早上千年，而且安全很多。

　　她無法理解孩子為何會長肌瘤。我告訴她，子宮在正常情況每個月都要排血，但孩子總吃激素讓月經延後，就不能正常排血，日久血就會淤積在子宮形成肌瘤。西醫上講子宮肌瘤是一種激素依賴性腫瘤，激素的失調是引起肌瘤的主要因素，長期服用激素肯定會導致體內自身分泌的激素失調，此時肌瘤就會悄悄地生長起來。很多女性妊娠期子宮肌瘤生長加速，其實就與妊娠期變化了的激素環境有很大關係。

　　其實大多數患者是沒有任何症狀，多是在做超音波或放射檢查時才發現的。少數患者有月經延後、子宮出血、腹部包塊及壓迫感、疼痛、白帶增多、不孕、流產、貧血等症狀。如果沒有明顯症狀，並且沒有惡變徵象，可以定期隨診觀察。

　　但如果肌瘤長得太大或者長得位置不好就需要切除了，對於有孩子的女性還好說，未生育的年輕女孩就難以接受了。為了防止癌變，生育過的女性長了過大的肌瘤，經常是要子宮全切的。

　　我給她開了桂枝茯苓丸，她吃了一週就來月經，並且經量挺多，顏色暗紅有血塊。我囑咐她出國後也要繼續吃，每月來月經前一周吃，月經來後停服，吃到沒有血塊、經色變紅就可以停。一學期過後，她回來檢查發現肌瘤已經消失了，月經也正常了。雖然說桂枝茯苓丸能治肌瘤，但每個人的症狀不同，最好在醫師的指導下用藥。

　　月經是女性排除體內毒素的一種重要方式，因此月經是否正常準時是女性是否健康的標準。但也不要因一味地追求月經通暢而服用激素，導致內分泌失調引起肌瘤就更麻煩了。

☆氣滯血瘀這樣調

　　儘管現在的女性很少有像《紅樓夢》中林黛玉那樣的性格，但是現實生活中，根據我的看診經驗，肝氣鬱結、氣滯血瘀的女性不在少數。

　　一般來說，凡是性格內向、心胸不夠寬廣、心事重、長期精神壓力大的女性，都容易出現氣滯血瘀的症狀。其中一個重要表現就是經血裡面有血塊。

　　經血只是氣滯血瘀的表現之一，當女性體內氣血不通暢時，她們會表現出各種疼痛，比如頭痛、痛經等。同時也會有各種淤積的表現，比如色斑、贅肉等。

　　如果更側重於氣滯，那麼「痛」的表現會更明顯，不明原因的胸悶、兩脅痛、胃痛、腹痛、乳房痛等，都在向我們提示氣滯的存在。

　　如果更側重於血瘀，那麼「色」的表現會更明顯，比如嘴唇、指甲的顏色發紫發暗，以及皮膚上可能有青紫色的斑、眼圈黑、臉上有黃褐斑等，來月經的時候痛經、經血顏色紫暗並且還有血塊等，這都是血瘀的表現。

　　在我的患者裡，很多年輕女性都羞於講月經的事情。但是通過她們的氣色以及其他症狀，還是很容易判斷出來的。判斷出來之後，當然要給予相應的調養。沈氏女科在這方面是頗有經驗的，一般會從調肝理氣、調養脾胃、固本培精和養心補血等幾個方面綜合調理。

　　至於具體的方子，要根據每個人身體狀況綜合判斷，通過經前調氣、經期調血、平時調腎三個階段，全面解決女性的婦科問題。不過這裡可以給大家兩個食療方子，平時適當做一做吃一吃，對改善氣滯血瘀而引起的體寒、月經不調、痛經還是很有改善效果的。

食方1：砂仁豬肚湯

原料選用砂仁10g、三七9g、豬肚100g。具體做法是先把豬肚用開水洗淨，刮去內膜，去除氣味，然後與砂仁、三七一起放到鍋裡，加水適量燒開後用小火煮大約2小時即可，然後喝湯吃肉。

在這個湯裡，砂仁是常用的一味芳香性藥材，也是味道與口感都很特別的食材。它能散寒祛濕，又有很好的疏肝解鬱、行氣寬胸的功效，而三七可以散瘀止血，消腫定痛，再加上豬肚可以以形補形，強健脾胃，所以這個湯可以補虛損、健脾胃、補氣血，特別適合孕婦和氣短消瘦的女性。不過，陰虛有熱的女性最好就不要喝了。

食方2：紅糖生薑飲

原料是紅糖、生薑，製作起來也非常簡單，只需要把30g生薑切絲放入鍋裡，加入大約250毫升的水，放兩匙紅糖，煮開即可。大家也可以把生薑絲和紅糖放在一個器皿裡，加入適量清水，然後放在蒸鍋裡隔水蒸。

大家應該知道紅糖對女性來説是很好的營養品，它有補血、益氣之功效，所以非常適合產婦食用。而且紅糖還有促進血液循環、活血舒筋、暖脾健胃、化瘀生新之功效。而生薑性味辛溫，有散寒發汗、化痰止咳、和胃止嘔等多種功效，驅寒防濕的效果很好，經期也可以喝上一些。它們一起煮水，可以活血化瘀通經，血虛體寒的女性不妨每天早晨喝一杯。

除了上面兩個食療方以外，大家還要注意少吃寒涼食物，比如冷飲、冰品、冰西瓜以及剛從冰箱裡取出的食物等。另外也要少吃肥肉、甜食、油炸食品、高鹽食物等，以免增加血液黏度，讓血瘀的程度加重。

具有活血化瘀通經功能的食物可以多吃一些，比如黑大豆、白蘿蔔、柑橘、大蒜、生薑、茴香、桂皮、丁香、桃仁、韭菜、黃酒、紅葡萄酒、洋蔥、銀杏、玫瑰花茶、茉莉花茶等。另外還要多喝水、多泡腳，幫助身體行氣活血，這樣才能擁有更正常的月經和更健康的身體。

細節不注意，婦科病來襲

以前有句話說得很好，叫「細節決定成敗」，其實行醫這麼多年，我發現細節不只決定工作、事業的成敗，也對你的健康有巨大的影響，特別是本身就嬌弱的女性，呵護自己更應該從細節入手。

 ## 1 越是美麗凍人，越容易得婦科炎症

現在的女孩們為了追求所謂的性感美麗，衣服是越穿越少。雖然身後多了不少追捧的人，但最後自己的身體卻凍出了毛病。

有位年輕的舞蹈演員來找我看陰道炎，她說自己一年前發現陰道炎，到現在反反覆覆也好不了。我看她穿得很時髦，春天就露腳踝，衣服短到連腰都蓋不住，衣領子也短得遮不住後頸。於是我開玩笑地對她說：「你這都是時髦惹的禍呀！」她很納悶地問我，陰道炎不是細菌感染嗎，平時這樣穿也不覺得冷怎麼就會引起陰道炎呢？

我說，其實你感覺不到冷並不代表身體不怕冷，你不覺得冷是由於神經系統適應了這種偏冷的環境。但身體的抵禦能力是有限的，它會把感受到的冷記錄在身體裡，通過各種病理表現反應出來，而女性最容易對寒涼做出反應的就是生殖系統了。

這主要是由於女性生殖系統既有生殖的功能，還有排出體內毒邪的作用，

而穿衣暴露感受的寒邪就屬於侵入體內的毒邪，是要通過生殖系統排出體外的。女性感受寒涼之後白帶增多就是一個排寒氣的過程。

另一方面從西醫上講，當機體感受寒涼時全身的血管就會收縮，生殖器官也不例外。盆腔內血管長期處於收縮痙攣狀態，正常的防禦功能就無法保障，盆腔生殖器的抵抗力就會下降，再加上女性的陰道短而直，盆腔內器官與外界通過陰道直接相通，在抵抗力降低的情況下細菌就會乘虛而入，感染也就輕而易舉了。你現在可能只是陰道炎，平時只有帶下量多等表現。炎症如果繼續深入就會導致子宮內膜炎、宮頸炎、輸卵管炎，甚至引起盆腔炎。

再說說你露的那幾個部位吧，真是各個切中要害。俗話說腳暖則全身暖，你把腳踝露出來，腳一天都是冰涼的，身體再穿得厚都沒用，更何況你上面還露著腰。腰腹裡本來就是生殖系統臟器，直接讓它冒著風寒，你不冷它還冷呢。往上走到了後頸，這個地方正好是大椎穴，大椎穴下面的一片區域都是骨盆腔生殖器官在體表的反射區，往往生殖器官有病變時會在這個反射區域出現陽性反應點，相對的這個區域受寒也會影響到生殖器官。

她聽完我的講解以後表示，在工作之外一定儘量穿得保暖一些。中醫上說婦科炎症屬於下焦寒濕，我給她開了些祛寒濕的中藥，並且讓她回家後可以把中藥多煎一次用來泡腳，泡腳也有助於祛除體內寒濕邪氣。

人體很多重要經脈都起源於足部，從腳趾頭開始，一直往上走，通遍全身。其中，足太陰脾經、足少陰腎經、足厥陰肝經，與人體重要的臟腑—腎肝脾相應。所以泡腳本身就能夠起到養生保健，促進血液循環，溫暖五臟的效果。對於體內濕寒比較大的女性來說，在水中加一些薑片，能起到驅散寒氣的效果，更能預防感冒，提高抵抗力。

女性們穿著漂亮的確讓人賞心悅目，但裹得嚴實點一樣可以很漂亮。我建議各位女士，在追求潮流服飾的時候先考慮一下對身體是否有害，畢竟到底保障了健康才能談美麗。

2 月經期間忍不住，骨盆腔早晚出問題

前不久有位30多歲的女士由丈夫陪著來找我調理。她描述說自己小腹從半年前開始出現間斷地疼痛，並且伴有墜脹的感覺，白帶量比較多，最近幾個月例假還總是推後。之前做過檢查說是慢性骨盆腔炎，用了消炎的藥物病情也總是反復。

我又詳細詢問了她的其他情況，並沒有發現可以引起骨盆腔炎的誘因，後來是她的一句話提醒了我。診病中間她不好意思地悄悄問我：「醫師，為什麼我同房後肚子更痛呢？」聽到她這句話我就明白她的病因了，於是便小聲問她：「你經期和丈夫同房嗎？」她猶豫了片刻，壓低聲音對我說：「有時候忍不住就會。」

這就是問題所在了，我詳細地給她做了解釋。其實，慢性骨盆腔炎就是女性的骨盆腔生殖器及其周圍結締組織、骨盆腔腹膜發生的慢性炎症性病變，而女性的骨盆腔生殖器主要就是輸卵管和卵巢。女性在經期子宮內膜脫落出血，內膜上會有許多破裂的小血管或微小的傷口，此時行房事很容易把細菌帶入這些傷口引起炎症反應，再加之經血對於這些細菌是很好的培養皿，因此更是助長了細菌的生長。經期女性的陰道酸鹼度改變，子宮口微微擴張，加之陰道上接子宮，與兩側的輸卵管相連，輸卵管又與卵巢和骨盆腔相通，因此細菌很容易上行影響輸卵管，引起輸卵管炎，甚至進一步通過輸卵管波及卵巢和盆腔引起卵巢炎症和骨盆腔結締組織炎。中醫上講女性月經來時氣血都比較虛弱，抵抗力較低，此時行房事會給本來就虛弱的身體增加負擔，更加容易損傷氣血，從而導致子宮的防禦功能減弱，引起婦科的相關疾病。

我繼續對他們說，骨盆腔炎還不是什麼太大的問題，如果炎症得不到控制

而擴散開，就會引起瀰漫性腹膜炎、敗血症、感染性休克等，這些病可都是危及生命的呀。這夫妻二人聽我說完後明白了很多，很後悔沒能早點瞭解經期同房的危害。我給她開了些中藥，並再三囑咐二人一定要避開經期過夫妻生活。

其實有一部分人喜歡經期同房也是有原因的。女性在經期整個骨盆腔充血，陰道的神經得到血液的營養就會變得比較敏感，同房時刺激性就更強烈，也就更容易高潮，相對的男性也更容易得到性滿足。因此很多夫妻體驗過一次經期性生活後，就會忍不住有下一次。

女性的內生殖器官與外界是直接相通的，所以外界的邪氣原本就很容易侵犯入裡而對內生殖器官造成傷害，經期同房更是助邪為患、雪上加霜。因此各位男士們為了妻子的健康，女士們為了自己的健康，說得更遠一些，準父母們為了未來的孩子有個良好的宮腔環境，請有節制地過夫妻生活。正所謂忍耐一時，造福一世。

年輕人血氣方剛，性欲旺盛還是情有可原的。但是由於女性有特殊的生理期，如果在生理期間按捺不住欲望，便容易落下病根。

3 勿把人工流產當小事，影響月事誤大事

現在人們的觀念越來越開放，我甚至從報導中聽說國中生、高中生就有同居的情侶，大學生更是不在少數。這些尚未步入社會、不懂得擔當的孩子們對性還處於懵懂狀態，他們尚且不懂得如何照顧自己，自我保護和愛惜他人的意識更是薄弱。

近些年來婦科人工流產不斷年輕化，其中不乏未婚先孕的年輕人。意氣風發的他們如何也想不到，現在急於擺脫的小生命，將來可能是求也求不來的！

曾經有一位結婚一年多的女患者來我看病，她說自己都33歲了，現在特別想要個孩子，可是就這一年多已經連著兩次子宮外孕。去年她發現自己懷孕了，考慮到兩個人年齡也不小，生活也相對穩定下來，兩個人便結了婚。

　　可剛結婚沒幾天就突然肚子痛，去醫院查出是子宮外孕大出血，幸虧搶救及時，切除左側輸卵管保住了性命。輸卵管是從卵巢向子宮輸送卵子的，少了一側輸卵管懷孕機率就減少了一半。可沒想到時隔幾個月後她又懷孕了，一開始全家還挺開心的，但剛開心了沒幾天就又住進了醫院，還是子宮外孕大出血，可能是由於第一次手術沒有完全切乾淨，第二次子宮外孕還是在左側，也慶倖是在同側，不然兩側輸卵管都切除可就不能自然受孕了。

　　中醫是根據具體症狀來看病的，子宮的病肯定跟月經有關。我詢問她的月經情況，她說自己這些年好幾個月才來一次月經，月經顏色是淡紅的，而且量很少，經期肚子還隱隱地痛。我問她有沒有流產過，她一開始不太想認真回答，我就跟她講患者一定不能諱疾忌醫，對醫師隱瞞情況最終只會害了自己。

　　聽我這麼一說她才敞開了心扉，原來她婚前曾不小心懷過三次孕，由於當時還不想結婚，就做了人工流產。當時覺得不是什麼大事，做人工流產後也沒好好休息養護，可萬萬沒想到會造成現在這種情況。現在都不敢輕易懷孕了，生怕再次出現子宮外孕。

　　我們的老祖宗認為做人工流產就相當於小產，非常傷身體的氣血，小產之後應該像坐月子一樣的休息，可這位女士卻沒把小產當回事。小產後身體的恢復至少也需要一年半載，如果身體還未恢復就再次做人工流產，那就相當於是釜底抽薪，把身體有限的氣血都掏空了。

　　子宮沒有了氣血的養護，就像土壤沒有足夠的養分，肯定不能栽培出香甜的果子，土壤貧瘠到一定程度，連草木都不長，更別說讓「貧瘠」的子宮養護一個生命了。

　　人工流產術其實都是需要真工吸引的，有些甚至需要刮宮。傳統的人工流

產手術會疼痛，很多女性會顧慮重重，現今醫學發展了，無痛人工流產術使很多人少了許多顧慮，甚至誤認為無痛人工流產就是無害的。其實無痛人工流產只是打了麻醉，損傷是同樣存在的。為了徹底清除胚胎，避免後遺症，手術就必然會傷及子宮。現在不孕不育就診率越來越高，甚至很多醫院專門設立了不孕不育門診，深究起來這些患者中很大一部分都有過人工流產的經歷。

現在有很多不正規的醫院，如果貪圖便宜、誤信了廣告，人工流產進行得不完整，還會引起很多併發症，輕則只是出血、感染，重的引起不孕、宮外孕、子宮穿孔，甚至有可能失去子宮。而且人流次數越多，經歷的風險越大，反復人流還很容易誘發宮頸糜爛、宮頸炎，控制不好完全有可能癌變。

人工流產痛苦又可怕，但如果無奈做了人工流產，女孩們也一定要學會調養自己。人工流產後最補養氣血的食物就是紅棗小米粥，可以配合阿膠糕。食療的同時也要保證至少一個月不能同房，至少半年不能懷孕。但我最後還是要勸誡各位男士們多加愛護身邊的女性，各位女士也要多一點自我防護的意識。

4 腎氣損傷，卵巢一定受損害

中醫認為腎為先天之本，主藏精，主骨生髓。腎中精氣的盛衰，影響著人體的生長發育和生殖功能。而卵巢又是產生卵子孕育下一代的器官，因此腎氣的盛衰必然影響卵巢的功能。

《黃帝內經》有一段論述女子一生的生長發育及衰老週期的話：「女子七歲，腎氣盛，齒更發長；二七而天癸至，任脈通，太沖脈盛，月事以時下，故有子；三七腎氣平均，故真牙生而長極；四七筋骨堅，發長極，身體盛壯；五七陽明脈衰，面始焦，發始墮；六七三陽脈衰於上，面皆焦，發始白；七七

任脈虛，太沖脈衰少，天癸竭，地道不通，故形壞而無子也。」

這段話中的天癸其實就是一種能夠促進生殖器官發育和生殖機能成熟的物質，而它的產生與衰亡是由腎氣控制的。女子到了二七十四歲的時候，腎中精氣充盈到了一定程度就產生了天癸，此時任脈打通，太沖脈旺盛，第一次月經就來潮了，有了月經就意味著女孩子能夠正常受孕了。

而到了七七四十九歲時，女子的腎氣虧虛，任脈就會虧少，太沖脈也不足，天癸枯竭，月經也就停閉了，停經後女性就不能再受孕，而且身體也會日漸衰老。大家聽起來可能覺得中醫講得很神秘，其實對應到西醫就好理解了。這個天癸大致就相當於西醫的卵巢排出卵子的過程，卵巢第一次排出卵子就會引起初潮，而最後一次排卵後就絕經了。而卵巢排卵的過程是要受到腎氣盛衰的影響的，因此保養腎氣就顯得尤為重要。

生活中時常會聽說某人老來得子，究其原因就是人家腎氣充足，而腎氣要想充足要嘛就是先天父母給得足，要嘛就是後天自己保護得好。父母給的多少我們沒辦法干預，但後天固護是完全可以做到的。先天收到的你就好好珍惜、不要浪費，收到的少也別埋怨、節約使用。

那麼怎麼就是在消耗腎氣呢？其實只要你的生命存在一天就消耗一天的腎氣，但日常的消耗是極少量的，對腎氣耗傷最大的就要屬男女之事了。大家都知道沉溺于性生活會使女性停經早、老得快，這就是腎氣提前耗損導致卵巢早衰的緣故。注意觀察，會發現過度操勞的女性也容易衰老，這是由於勞累也會使腎氣消耗過快，不管是體力上的操勞還是心理上的操勞，兩者同樣傷腎氣。

腎氣充足與否還可以通過頭髮來判斷。中醫認為「腎主水，其華在髮」，腎臟的功能好壞表現在頭髮上。頭髮柔韌有光澤，說明腎臟健康。腎虛的人常常頭髮易斷，沒有光澤，容易掉髮。

我遇見過一位女孩，她從小留著一頭烏黑的長髮。結婚生小孩以後，她開始不斷地掉頭髮，開始以為是洗髮精的問題，可是換了多種洗髮精後還是照

舊，她也堅持留著長髮。後來她發現保持一個姿勢時間長了，就腰部酸痛，同事提醒她有可能是腎不好，最後才來看中醫。我為其把脈，發現她是典型的腎虛。

腎氣充足，女性的氣血就會暢通，不容易掉髮和長白髮，膚色也會變好，身材也能保持住。所以我說，「女性愛美麗，就要補腎氣。」我身邊很多的女性受益於我這個建議，時常益補腎氣，結果是比同齡人看上去年輕多了。

那麼，對於女性朋友來說，如何補腎氣呢？首先，最方便的就是通過飲食，選擇合適的補益食物，是增強體質、預防疾病、延年益壽的基礎。黃豆是女性之寶，有很好的益腎調理作用；栗子有養胃健脾、補腎強腰的功效，適用於腎虛造成的腰膝無力；核桃是食物中的「長壽果」，經常吃能補血、養腎氣、補腎精，還能為「疲乏的」頭腦「舒經活絡」；枸杞子從古至今就是滋養身體的上上品，能補腎生精，更有延緩衰老的功效，對改善人的體質和睡眠也很有幫助。

5 產後大意不做月子，後患無窮

老一輩的女性要是生了孩子，一定是要坐月子的，我們總是跟晚輩們說女性不坐月子，等年齡大了會留下很多病根，偏偏就有些「長了見識」的年輕人不相信這個道理。現在我們很多的生活方式都在向外國人看齊，有的對，有的不對。

前面說過，外國人從小喝冷水，我們是從小喝溫熱水，你「半路出家」改喝涼水脾胃肯定會受影響。飲食上，「地中海飲食」裡強調吃新鮮的蔬菜和水果，我們可以借鑒，能預防結直腸癌，但是老外的烹飪方式未必就適合我們的

口感。還有人説了，外國女性生完孩子都不做月子，我們也可以不做。

其實還真不是這樣，外國女性體質和我們是不一樣的。的確，很多白人女性生完孩子就到處溜躂，我還看到上午生完、下午就吃冰淇淋的。但是話又説回來，外國女性這種做法也讓她們衰老得快，特別是過了35歲之後，外國女性衰老的速度是比我們大部分亞洲女性要快的，所以產後不做月子是不可取的。

記得有位20多歲的女士來找我看病，她説自己全身酸痛，這個病有兩三年，大概從生完孩子沒多久就患上了。她説當時沒聽婆婆的話，想著時代不同坐月子也過時了，剛生完孩子沒休息幾天就不安分地到處跑，結果剛出月子就多了這渾身痛的毛病。她這才信了婆婆的話，可後悔也為時已晚。

我説你這就是典型的月子病，月子裡沒好好養身體留下了後遺症。女性剛生完孩子身體氣血大虛，只要有點風吹草動就容易生病，此時到處亂跑邪氣肯定「乘虛而入」，侵犯了全身已經虧虛的經絡，邪氣阻滯了經絡就會導致氣血運行不暢，全身的血脈都不通暢了肯定會身體酸痛。這是沒有坐月子的例子，還有很多人是不會坐月子。

曾有這麼位患者來找我看病，她説自己自從出了月子就特別怕風，還很容易出汗，我詳細詢問了她坐月子的經過。她説自己是夏天生孩子的，月子期間家人怕她著涼，給她包得嚴嚴實實，房間也不透氣，也不開空調、電扇，夏天熱的她直流汗，好不容易出了月子，可沒想到還是患上了毛病。

她這是坐月子方式不對，產後身體本來就處於虛弱狀態，把產婦包得這麼嚴實，只會讓她出很多汗變得更加虛弱。中醫説津血是同源的，出汗就是在耗傷津液，同時也就是在耗傷血液，本來就血虛的產婦怎麼能受得了進一步的耗損呢。

其實月子病是比較難治的，第二位女士花了半年多才大致治好出汗怕風的病。而第一位女士由於沒多久就懷了第二胎，我便建議她「月子病，月子治」，第二胎按我的要求坐月子，出了月子不但全身痛的病好了，反而覺得身

體比之前更健康了。所以我經常跟女性們說，月子坐好了養人，坐不好毀人。那麼怎樣才是正確地坐月子方式呢？首先我要推薦大家兩個古人的產後常用方，第一個是生化湯，具有養血祛瘀，溫經止痛的效果，可以幫助產婦排乾淨惡露，有助於子宮早日恢復。另一個是當歸生薑羊肉湯，這算是個食療方，只有三味藥：當歸20g、生薑30g、羊肉500g，由於產婦大多血虛內寒，這個食療方有補氣養血、溫中暖腎的功效。產後如果惡露排除不淨就吃生化湯，如果血虛怕冷就吃當歸生薑羊肉湯。

我說的這個湯不是讓你吃羊肉，而是只喝湯就可以了。產婦處於虛不受補的狀態，吃太多、太膩容易積在胃裡消化不了。同樣的道理，日常的飲食也不要太過油膩或者暴飲暴食，要少量多餐地進食。

說完飲食方式，再談談起居方式。產婦的房間除了要避風避寒，溫度也要以產婦自己感覺適宜為度。日常要保持安靜，避免母嬰受到驚嚇，同時最好是能夠有產婦的母親陪伴。月子期間產婦情緒波動比較大，初為人母也會有很多心理上的障礙，此時跟她最親近的母親就成為最好的陪伴者。除此外避免勞累，前兩三週避免洗澡也是有必要的。

☆內養外修更美麗

女性愛美是天性，但很多女性把美的任務交給了化妝品，其實這種做法並不科學。而且化妝品中的一些物質會通過皮膚滲透到身體中，導致女性內分泌失調，帶來各種健康問題。那麼女性怎麼做才能讓自己變得美麗起來呢？其實古人早有答案。

早在兩千年前，《黃帝內經》「臟象學説」中就提出了「養於內、美於外」的觀念，也就是説，內在調養好了，外在就會更加美麗。那種自內而外的美麗，是非常自然而且健康的。反之，如果不肯注重內在調養，皮膚和氣色就會出現各種各樣的問題。

比如，很多女性三十歲以後的臉色都是慘白或是萎黃的，這大都是由血虛引起的。她們會發現自己不僅臉色差，而且平時容易疲倦、頭暈，有時還會有心悸。這時候就需要補血，血氣足了臉色自然紅潤，整個人也更有精神。

還有的女性是膚色暗沉，怎麼搭配衣服都顯得氣色差，這往往是腎氣不足引起的。如果陰液虧損，皮膚得不到滋養，就會顯得暗淡無光。這時候得補腎氣，幫助色素代謝，臉上也就不會有暗沉的氣色和斑點了，膚質也會更嫩滑。

假如你的臉色很白，但是白得發青，甚至是那種鐵青色、毫無血色，很可能是嚴重缺乏血氣以及宮寒，這時候就需要溫經散寒調宮，然後才能改善氣色，讓膚色紅潤，白得更自然。

假如膚色暗黃，而且有很多黃褐斑，那八成是需要調肝理氣了。之前提到過，黃褐斑和瘀斑在中醫裡叫肝斑，就是肝氣鬱結引起的。所以，假如你是長斑的中年女性，抹什麼祛斑產品都沒有調理肝臟效果好。

　　假如臉上皺紋多，那多半是脾胃兩虛，用去皺產品不如調理脾胃；假如皮膚粗糙，那往往是陰血不足，體內燥火旺，養好陰血皮膚自然就變得細嫩了；假如面容虛胖水腫，往往是陽虛，腎陽不足，所以水濕上泛於頭面部，調好腎陽臉龐自然變得更緊致。

　　基本上，大家在意的皮膚、氣色等方面的問題，都是有內在根源的，也是身體內部失衡的信號。我們找到了根本原因，然後把身體調理好，皮膚問題自然而然就得到了改善。當你把內在調養好了，氣色紅潤，給別人的「精、氣、神」就完全不一樣了。

　　有的女性身體底子很好，氣血也暢通，氣色、精神各方面都很好。只不過由於天生的原因，皮膚顏色有些暗淡、發黑。在我們中國人的審美概念中，自古就有「一白遮三醜」的說法，那麼怎樣才能讓自己的臉看上去更白嫩一些呢？這就需要我們學會「外修」的方法。

　　首先我教大家一個美白的首選秘方，「**七子白面膜**」。它的原材料是七種名字中有「白」字的中藥：白術粉、白芷粉、白芨粉、

　　白蘞粉、白芍粉、白茯苓粉、白僵蠶粉。大家使用的時候，可以把這七種粉加適量蜂蜜或者牛奶調成糊狀，然後將調製成的七子白面膜敷塗於清潔過的臉上。由於面膜比較容易乾，所以大家可以把打濕的面膜紙覆蓋在已經敷了面膜的臉上，等待20到30分鐘後，摘掉面膜紙，把臉洗乾淨即可。

　　這個配方中的白芷可以美白潤膚，白蘞可以祛痘，白茯苓可以祛痘祛斑，白芨可以美白祛斑，白術可以治療雀斑和黑斑，白芍益氣美容，白僵蠶潤膚白面、滅瘢除黑。它們一起製成面膜，可以美白、祛斑、祛疤痕、治療面部色斑效果很好。對於皮膚黑、黃、多斑、痘痘、粉刺、暗瘡等各種皮膚問題，這個面膜都是適用的。

　　除了這個經典的七子白之外，我們還可以用這些材料自己搭配出很多方案，比如白芷、白術、白茯苓、薏仁、白芍可以搭配在一起，主要作用是美白

淡斑、提亮膚色；當歸、桃仁、川芎、白芷、白附子、白芨粉搭配在一起可以活血淡斑、增白滋養；當歸、白芷、綠豆、淮山、白芨、杏仁粉等量，再加上玫瑰花水一起製成面膜，可以很好地美白活血，讓皮膚更加紅潤、緊實、細緻。調製這些面膜粉的時候，可以用蜂蜜或牛奶，也可以用清水。如果皮膚偏油性，也可以把牛奶換成優格。

除了用中藥調製面膜以外，還有一個非常好的辦法可以美白皮膚，那就是用米泔水洗臉。米泔水也就是淘米水。大家淘米的時候，可以先少倒一些水，剛剛能浸濕所有的米粒即可。然後用木勺不斷攪拌，這是洗第一遍，洗完以後先把水倒掉。

我們要的是第二遍的水，不需要太多，同樣只需要剛剛沒過米粒一指寬的水即可。把它沉澱一晚上，去掉下面的白色沉澱，用上面較清的部分兌上溫水來洗臉，效果特別好。

關於米泔水的功效，相信大家有所而聞。它呈略鹼性，可以徹底地洗去皮膚表面的油質和污垢。但是它的質地又非常溫和，不會對皮膚有任何刺激。裡面含有的維生素B等營養元素，不但可以很好地美白皮膚，而且對於紅血絲也有很好的修復作用。

這兩個方法純天然、無刺激，大家只要長期堅持，給皮膚一個新陳代謝的週期，效果還是相當不錯的。總之，女性要想健康、美麗、不生病，就要做到「內養外修」，學會真正地呵護和保養自己，把養生與保健變作自己生活中的習慣。

第五章

照顧孩子，
父母常犯的錯誤觀念

別再過分餵養孩子

孩子是國家的未來，是父母眼中的「珍寶」，孩子們的健康成長也是我們的期望。但是，一些錯誤的方法、觀念正在破壞孩子的健康，希望每位做父母的朋友能夠重視起來，不要再過分餵養自己的孩子。

1 零食吃太多，孩子腸胃混亂長不高

我們小時候可不像現在，能買到各種各樣的零食。記得我小時候吃得最多的零食也不過是一些散裝的小食品，如蠶豆酥、芝麻糖、山楂糕、梨膏糖等。可是現在是市場經濟，市面上的零食花樣繁多，包裝也是精心設計吸引小朋友的注意力，再加上零食比正餐要好吃得多，因此孩子們吃起零食根本停不下來，由此帶來的問題也逐漸顯現出來。

我以前有個患者孫小姐，和我關係很熟，她之前有月經不調、不孕的症狀，我幫她調了半年後，徹底調好了。最近她又來掛我的號，我以為是她哪裡不舒服，原來是為孩子看診。經過瞭解，大體情況是這樣：孫小姐小時候家裡經濟比較困難，那時看著其他孩子花錢買零食吃很是羨慕，可由於家裡沒有閒錢讓她吃零食，因此也只能看看。所以自從她有了孩子以後，自己就暗下決心一定要讓孩子想吃什麼就吃什麼。

孩子能吃飯時孫小姐就經常買些糖果餅乾，孩子懂事後就自己去超市挑選喜歡的零食。四歲多開始去幼兒園的時候，孫小姐注意到自家孩子比同齡人矮了一截，這下可著急了，以後長不高怎麼辦呢？於是她趕緊帶孩子過來問我。

我看這孩子身體瘦弱，面色萎黃，頭髮也枯黃得像雜草。我詢問孩子的飲食情況，她說孩子吃得挺多的。餅乾、蛋糕等各種零食吃得很多，但飯吃得很少，有時候甚至不吃飯。聽她這麼說我就不得不批評她這個當媽媽的了。零食之所以叫作零食，就是不能當作正餐來吃，這孩子正是由於整天以零食為生，沒有足夠的營養供應身體，才不長個子不長肉的。

孩子們愛吃的零食要嘛過甜，要嘛高脂，要嘛就是含添加劑，這些食物除了會對健康造成威脅，還會導致孩子飲食偏嗜。中醫講「食甜成疳，食飽傷氣，食冷成積，食肥生痰，食辣傷肺」，孩子們吃零食不懂得節制，有了好吃的就拼命吃，所以很容易導致偏食引發疾病。

吃甜食過多就會礙脾胃，導致脾胃虛弱引起疳證；經常吃的過飽就會使脾胃運化阻滯，導致脾胃之氣損傷；吃寒涼的食物過多就容易導致脾胃積滯；吃的高脂類食物過多又會使孩子易生痰濕；辛辣屬金歸於肺，過食辛辣的食物又會傷及肺氣。

《黃帝內經》中有「五穀為養，五果為助，五畜為益，五菜為充」的飲食分類，這孩子只吃零食不吃飯，沒有五穀的「養育」肯定會造成營養不足，導致個子矮小。正確的飲食結構應該是以五穀雜糧主食為主，補充人體的精氣，促進生長發育；以水果為輔，幫助身體補充所需維生素；適當吃些肉食，增加身體所需脂質及蛋白質；每頓飯適當吃些蔬菜來供給身體所需維生素及微量元素。豐富多樣的食物對孩子大有裨益，因此可以經常調整食物的種類，保證孩子身體營養的均衡。

另外吃零食過多還會造成偏食。孩子的胃口就那麼大，吃了零食就沒有胃口再吃正餐。因此我建議小孫回去後控制好孩子的零食量，儘量讓孩子多吃正

餐，並且逐漸將那些不健康的零食更換成水果、堅果等健康的零食。

　　兒童時期是習慣養成的最佳時期，父母們要抓住這個機會，給孩子培養出一個健康的飲食結構，勿要把孩子養成愛吃零食的習慣，影響了孩子的身體健康。

　　平日如果發現孩子食欲不振，可以給孩子做一下捏脊療法，這個治療方法可以健脾胃、消積滯，對於調理幼兒脾胃不和及抵抗力差效果非常好。

　　捏脊，又稱捏癢，是一種保健養生的常用手法。具體做法是兩手沿著脊柱的兩旁，用捏法把皮捏起來，邊提捏，邊向前推進，由尾椎部捏到枕項部，重複3〜5遍。一般孩子開始會因為略有疼痛而有所拒絕，但堅持一週以上，孩子適應了反而會覺得捏脊十分舒服。

　　從中醫上講，捏脊有調整陰陽、通理經絡，促進氣血運行，改善臟腑功能等作用。常用於食欲不振、消化不良、腹瀉、失眠及小兒疳積，感冒，發燒等症狀。我孫子小時候也曾有過一段時間總生小病的情況，我兒子每天都會在睡前給他捏脊，幾週之後他的身體有了明顯的改善，很少再生病了。

2 睡覺前吃東西，孩子胃氣虛

　　食物是人生長與發育的能量來源，但食物也有正能量與負能量之分，正能量可以促進人體生長與發育，而負能量則會起到阻礙作用，如果食物吃錯了時間就會變成一種負能量。

　　前段時間有位多年不見的好友來找我敘舊，聊天中聊到了他家的小孫子。他說自家孫子五歲了，最近發現他光長肉不長個子，他們家人個子都還可以，也沒有胖子，遺傳肯定沒問題，這孩子怎麼就「豎著不長橫著長」呢？我詢問

他的飲食起居狀況，孩子睡覺沒問題，可是吃飯就有問題了。他們家通常下午六點吃晚飯，孩子的媽媽聽說晚上是孩子長高的時候，於是睡前又給孩子增加了一頓營養餐，然而適得其反，孩子反而不長高了。

其實很多家庭都有這個問題，孩子晚飯後到睡覺之間，給孩子吃一些零食、水果、點心，這種做法是錯誤的。孩子晚上玩著玩著，可能會喊餓，這個時候需要家長有足夠的定力，不是說孩子要吃就要給他吃，你這樣做是在害他。

食物進入胃裡以後消化道的血供就會變得非常豐富，相對的其他部位血供就會減少。大家都知道夜間是孩子長高的時候，睡著後身體的血液本來是應該「集中兵力」促進生長的，結果孩子睡前吃了那麼多食物，有限的兵力都跑去支援脾胃消化了，這樣孩子肯定不長個子。

為了保證一晚上十個多小時的能量供應，我們的胃在夜間蠕動會變得很緩慢。但孩子睡前吃了那麼多食物，睡著了還需要胃像白天一樣拼命工作，我們平時都需要休息，讓胃一天到晚地超負荷工作肯定會受不了。我們過度勞累都會疲憊不堪變得虛弱，胃同樣也會因為超負荷工作變得虛弱不堪。

吃進去的食物從胃裡進入腸道是需要一定的排空時間的，胃排空醣類食物需要2小時左右，蛋白質類食物需要3～4小時，脂肪類食物需要5～6小時，混合食物平均需要4～5小時。食物只要在胃裡，胃壁細胞就會分泌胃酸，孩子剛吃完飯就躺下睡覺，分泌的胃酸就會由於臥位而反流到食管，侵蝕了胃黏膜及食管黏膜就會出現反酸水、燒心等症狀，日久很容易導致逆流性胃炎、逆流性食道炎。

中醫上講胃氣是以降為順的，我們經常聽說的「飯後百步走」就是順應了這個道理。我們吃過食物後要站立一段時間才能使食物利用重力的作用達到較好的排空消化，孩子剛吃過食物就躺下睡覺，食物無法順暢排空，胃氣就無法下降反而出現上逆，長期如此胃在睡著後由於逆行的「工作壓力」還會導致胃

氣虛弱，從而表現出火燒心、胃酸、打嗝、腹脹等症狀。胃氣虛弱後又容易引起食積，食積後如果依然不改變飲食習慣，反過來又會導致胃氣更加虛弱，形成一個惡性循環。

朋友家的孫子已然如此，我只能讓他趕緊先調整飲食時間，然後再配合中藥調理。上午是人體消化與吸收的最佳時期，而晚上是消化系統休息的時間，因此我建議他：孩子的早餐一定要營養豐富，晚餐適量即可，睡前儘量不要吃東西。當然，這個建議對於每位孩子都是適用的。

有些父母晚上下班晚，孩子也跟著吃飯時間較晚，還有些家庭有吃飯較晚的習慣，我在此建議這些家長：為了孩子的健康，儘量給孩子一個恰到好處的晚餐。

3 過量飲食，孩子積食會發燒

每位父母都想竭盡全力地疼愛孩子，但有時候這種疼愛反而是一種傷害。就拿吃飯來說吧，有些家長生怕孩子餓著，每頓飯都逼著孩子多吃點，結果卻事與願違地讓孩子「吃撐」了。

一次一位媽媽帶著五歲的兒子來看病，這位媽媽說孩子食量一直算大，但就是不明白為什麼只吃飯不長肉，不長肉就罷了，反而長出了大肚子。我一看這孩子，胳膊腿很細弱，肚子圓鼓鼓的，這是中醫講的疳證呀，這個年代是很少見的！

我仔細詢問孩子從小的餵養經過，發現這位母親平日裡不管孩子餓不餓，都會給孩子餵得飽飽的，生怕孩子營養不足長不高。其實餵得過飽就是孩子的問題所在，可能大家會像這位媽媽一樣疑惑：吃的多怎麼還會變瘦呢，不是應

該長胖的嗎？下面我就仔細地給大家分析一下這個孩子的情況。

小孩兒的生理特點主要表現為「稚陰稚陽」，具體說來就是指孩子脾胃的形質和功能都還沒有發育成熟，他們的脾胃大多是不足的；另一方面，小孩兒要不斷地生長發育，而且成長速度很快，對營養的需求量就相當大。這種相對

虛弱的脾胃與日益增加的營養需求相比，孩子的脾胃功能就顯得更加不足，所以正確的飲食護理方式就顯得尤其重要。

這位媽媽給孩子餵得過飽，使得本來就虛弱的脾胃負擔更加沉重，日久飲食積滯於脾胃，脾胃的功能就變得更加虛弱，一旦脾胃弱到消化不動時吃再多都是白搭。此時虛弱的脾胃早已不能消化吸收食物中的營養，因此孩子才變得瘦弱，但這位媽媽依然認為是餵養不足所致，給孩子吃更多的飯，反而使孩子的脾胃更加虛弱，這無異於是火上澆油。

其實疳證大多見於生活條件很差的時候，我們經常在電視或報刊上見到這樣的畫面：幾個大肚子細胳膊細腿的非洲貧困國家孩子，睜大著眼睛從圖片中望向我們。他們這就是得了疳證，這些孩子的疳證主要是長期飢餓導致營養不良，脾胃極度虛弱所致。而由於飲食過量導致疳證的例子還真是非常少見，這個來找我的孩子就屬於這種情況，足以見得他的媽媽餵得多麼充裕，才造成脾胃如此虛弱。

長輩們總是講「要想小兒安，三分飢與寒」，這是很有道理的。孩子脾胃相對虛弱，如果一次餵太多就會積食，如果每次都留有三分胃口，可以使孩子充分地將吃進去的食物消化轉換成營養物質，在補充身體所需的同時也補充了脾胃之氣，從而使脾胃更加強健，如此形成一個良性的循環，脾胃就會越來越強壯，家人也不用愁孩子不長高不長肉了。

我給孩子開了保和丸合六君子湯加減，囑咐這位媽媽回家後少量多餐地餵養孩子，並告訴她這種情況需要好幾年才能慢慢養回來，一定不要心急，否則欲速則不達反而加重病情。這孩子調養了一年多後大肚子就慢慢消失了，接下

來就要靠以後規律合理的飲食方式慢慢調理。

這之後我每每見到過度餵養孩子的父母，都會以此例勸誡他們。家長們在愛孩子的時候要充分考慮到孩子的接受能力，自以為是只會給孩子帶來傷害。

治療積食的方法，主要是消食和胃，我的經驗是熬個「保和湯」給孩子喝，這是一款健脾的湯水。配方是山楂12克、神曲6克、法半夏、茯苓各9克、陳皮、連翹、萊菔子各3克。這些材料，中藥店裡很容易買到。

做法是把上面的中藥先用水洗乾淨，一般洗兩遍就可以了。然後用水浸泡半小時，水能把藥都浸過就可以，大火（武火）煮開後，換成小火（文火）煮20～30分鐘。煮好以後，一天3次，每次飯後半小時喝。

4 營養從食物中來，補多了孩子一樣會生病

家長們看著別家孩子或廣告宣傳上說孩子應該補這補那，出於愛子心切就總認為自己孩子也是缺這缺那的，可是給孩子補來補去卻補出了問題。

兒童時期身體和心理都處在塑造期，此時的餵養方式都會被身體的器官記憶保存下來。靠補大的孩子身體會記住兒時補品的飲食記憶，長大後脫離了補藥就會有不適應的現象出現。補品都是直接對身體的某項營養素進行補充的，基本不需要消化，孩子經常吃補品會給身體一個信號，讓他的身體認為不需要去食物中獲取某項營養，只要等著直接吸收補品的營養就行。

人是有惰性的，其實身體跟人一樣也有惰性。孩子長大後身體已經形成補養的習慣，自行從食物中吸收的功能已經減弱，就好比長期不動腦、不用肌肉就會有腦萎縮、肌肉萎縮，消化系統長期不吸收某種營養素，這種吸收功能也會萎縮，因此不吃補品，孩子就真的缺了那種營養素。此時已經成年的孩子再

想找回吸收功能就非常困難了。

有一次去電視臺錄養生節目，錄完節目後一位母親想借此機會給她的孩子看看不吃飯的問題。我詢問了孩子的一般情況，並沒有什麼太大問題，之後詢問孩子的用藥史發現了問題。這位媽媽說孩子補過鋅、補過鈣、補過維生素，補虛的中藥就更是喝得多了。我問她孩子檢查出來缺那些元素嗎？她說沒有，聽別人說孩子應該多補充那些營養，所以就吃了。

這位媽媽都沒有明確的證據證明孩子缺少哪樣東西就隨意給孩子吃補品，孩子的身體肯定受不了。孩子的「臟腑嬌嫩，形氣未全」，臟腑的發育還不成熟，功能也尚不完善，脾胃功能更是虛弱，隨意吃補品只會給孩子嬌嫩的臟腑造成負擔。

另外孩子還有「生機蓬勃，發育迅速」的特點，孩子的身體臟器功能活動快速發育、不斷地完善而逐漸發育成熟，生長發育速度也非常的快。孩子的生長發育有自身的特點與規律，如果在孩子快速發育的過程中人為地橫加干預，反而會給孩子帶來阻礙。

補不補是要看身體虛不虛的，如果是某種營養真的「虛」了，還可以考慮補虛。如果孩子身體健康，亂吃補品反而會造成營養過剩引發疾病。當然，即便是孩子真的「虛」了，或者是說真的缺少了某種營養素，如果孩子沒有任何的症狀，就要首先通過調整飲食來治療。

人不可能一輩子靠補品生存，長大後所有營養都需要從食物中獲取，因此兒童期就要養成良好的吸收功能。那麼如何飲食才能保證孩子營養不缺乏呢？孩子的飲食中要做到七類營養素合理搭配、缺一不可，這七類營養素分別是蛋白質、碳水化合物、脂肪、礦物質、纖維素、維生素、水。只要保證孩子的飲食中這七類營養素均衡搭配，就不怕他會缺這缺那了。

給孩子吃東西的時候，注意不能太精細，食物要多樣化，讓孩子適應不同口味的食物，以五穀雜糧為主，吃應季的瓜果蔬菜，注意葷素搭配組合，經常

變換花樣，通過食物的組合相互借味，利用食物的顏色和形狀吸引孩子，讓孩子覺得吃飯是件有意思的事兒。通過合理的營養搭配，才能給孩子健康成長提供最大的助力。

 ### 5 亂吃就會病從口入，腹瀉一來問題多

孩子的腸胃比較脆弱敏感，很多家長由於不懂得正確的餵養方式，也常引發腹瀉。

曾經有位媽媽帶著上幼兒園的女兒來看腹瀉，這位媽媽一直認為是幼兒園的食物不乾淨引起了孩子的腹瀉。我看孩子舌苔厚膩，便問她媽媽大便味道重不重，這位媽媽回答說孩子的大便是酸臭的。我接著問她的飲食情況，回答說平時在家吃得挺多，除了吃飯零食也吃得不少。又聽她說班裡只有她家孩子一人拉肚子，於是我給她做出診斷：這是傷食泄瀉。

傷食怎麼會導致腹瀉呢？這是由於孩子飲食沒有節制，損傷了脾胃之氣，脾胃失於運化，食物就積滯在胃腸，食物積滯日久會化生濕邪，濕邪趨下於大腸就發生了腹瀉。傷食腹瀉的主要表現就是大便稀夾有乳片或者沒消化的食物，大便酸臭，不想吃飯，口中酸臭，睡覺不安穩，舌苔白膩。

食物積滯得不到消化，就會導致大便夾有食物，並且伴有食物發酵的酸臭味兒；食積後脾胃本來就沒有空餘來消化食物，孩子肯定不想吃飯；食物的酸臭味兒從胃裡反逆上來就會聞到孩子口中有臭味；胃不和則臥不安，胃中停滯的食物本就翻江倒海，躺下時胃氣更是逆著胃腸往上走，所以此時還很容易發生嘔吐。

這個孩子的腹瀉就是這麼來的。我給孩子開了保和丸加減，並囑咐孩子的

媽媽這幾天給孩子少吃食物多喝粥。孩子本已經傷食，少吃食物可以避免病情進一步加重，喝粥反而可以保護和增強脾胃之氣，幫助脾胃化積滯。保和丸有消食化積的作用，積滯消除後腹瀉自然就好了。

吃得多可以導致腹瀉，那麼少吃點是不是就能避免了呢？其實吃得太少也會導致腹瀉。這種情況下孩子沒有足夠的營養，脾胃就會變得虛弱，導致脾的清陽不升、運化失職就會引起腹瀉。

此時的主要表現就是大便稀，大多數孩子是吃飯後腹瀉，大便沒有臭味兒，經常反復發作，孩子面色黃、長得瘦弱、沒有精神。由於脾胃虛弱，吃飯後需要消化工作時尤為明顯，因此這類孩子常常飯後腹瀉；由於是虛寒類型腹瀉，並沒有積熱，因此大便沒有難聞的氣味；脾虛則化生的氣血少，孩子就會出現面色發黃、瘦弱、精神差等表現。

這種營養不良引起的脾虛腹瀉可以服用參苓白朮散治療。這個藥有健脾益氣的作用，脾胃虛弱的孩子長期服用可以恢復脾胃的功能，脾胃強了身體自然就結實了。

當然，如果腹瀉得很厲害就要及時到醫院就診，腹瀉的原因很多，在此僅說了飲食不當這一種原因。如果腹瀉嚴重沒有及時治療，就會出現失液缺水的現象，嚴重了會導致虛脫甚至危及生命，因此腹瀉時給孩子多喝水也是很必要的措施。

☆健脾調胃，孩子長得好

脾胃乃後天之本，同為氣血生化之源，一切營養物質都需要通過脾胃運化，送達全身。上面我們說了錯誤的餵養方式，會讓孩子脾胃受傷，影響孩子的身體發育，更會降低孩子的營養吸收，讓孩子的免疫力下降，生病的情況增多。

中醫認為，小兒屬於「稚陰稚陽」之體，也就是說孩子的臟腑功能尚不健全，身體裡的津液精血還不充盈。因此，若想把孩子的身體底子打得棒棒的，調理脾胃才是重中之重。而調理脾胃並不在於吃多少補藥，要從日常飲食和保健抓起。

首先是不要讓孩子吃太多大魚大肉的食物和不好消化的食物，這是因為大量不易消化的食物堆積在腸胃裡，久而久之會化成痰熱，讓本就是「純陽之體」的小孩，更容易上火。老話說「魚生火，肉生痰，青菜蘿蔔保平安」，孩子的脾胃虛弱，適合吃一些清淡、容易消化的食物。

其次，胃是喜暖惡濕寒的，孩子的飲食要以溫熱為宜。就算是在夏天，也不要給孩子買太多的冰激淩吃。一方面，生冷的食物很容易損傷孩子的胃氣，另一方面，甜膩的食物也會讓孩子上火。有的孩子喜歡從冰箱裡拿出冰牛奶直接喝，這是個很不好的習慣，加熱之後的牛奶無論從耐受程度，還是營養價值方面，都更加適合東方人的腸胃。

當然，除了飲食上的注意，中醫還有一些有益於脾胃的特效穴位，對改善孩子的脾胃能力有很好的輔助作用。以下三個穴位就非常好用，建議家長朋友們學習使用。

1. 按揉足三里

足三里（圖16）在小腿前外側，當犢鼻下3寸，距脛骨前緣一橫指（中指）。中醫上講，足三里的「裡」通「理」，是調理的意思，所以「足三里」又可寫作「足三理」。而「三理」分別指的是理上、理中、理下。

所以按摩時有個小訣竅，當孩子出現胃脹、胃脘疼痛的時候，就要「理上」，按揉足三里時要往上方使勁兒；當孩子的肚子中部不舒服時，就需要「理中」，只要垂直按壓就可以；如果小腹疼痛或是脹滿，就得在按揉時往下方使勁兒，這叫「理下」。

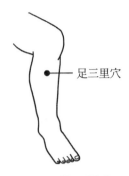

圖16　足三里穴

2. 按揉脾俞穴

脾俞穴的位置不太好找，最好讓孩子趴在床上，先沿脊柱找到第11胸椎，中醫裡有個骨度分寸法，以肩胛骨內側緣與脊柱之間的距離為3寸。在剛才找到的第11胸椎，也就是脊柱旁開1.5寸的地方，就是一對脾俞穴了。

按揉時有兩種方法，一種是用雙手大拇指指腹按壓在脾俞穴上，另一種是用單手的食指和中指分別按兩側脾俞，由輕到重，逐漸加力，每次按揉3～5分鐘，如果時間充裕，可以每天都按，也可以隔一天按一次。1個療程大約5次，一般2個療程下來，就可以有效改善孩子厭食和積滯的情況。

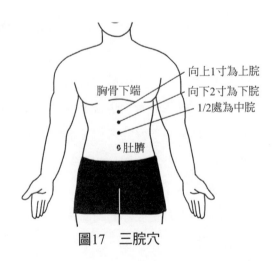

圖17　三脘穴

3. 按揉三脘穴

「三脘」（圖17）是上脘、中脘、下脘的合稱。中脘穴在孩子肚

臍正上方，以孩子的手掌為標尺，距離肚臍一橫掌處。三脘穴以中脘為中心，上脘在中脘上1寸，下脘在中脘下2寸。按揉「三脘」，有消食導滯，健脾和胃的功效。

具體手法是，讓孩子平躺在床上，雙手重疊或單手按壓在中脘穴上，順時針方向按揉30至50圈，然後再以肚臍為中心，摩揉整個腹部30～50圈，注意讓圓圈的軌跡經過三脘穴，最好讓孩子覺得肚子熱熱的。如果想讓療效更好，建議大家在三餐半小時之後，各做1次。

錯誤的觀念要改變

　　父母的觀念不光決定孩子的品德、性格和生活習慣，更是會對孩子的健康產生不可小看的影響。從這個角度說，為人父母有時候一定要審視自己的觀念，將不好的觀念拋棄，只有這樣才是孩子需要的愛。

1 總喜歡包著孩子，濕疹滋生孩子受罪

　　在大多數人的觀念裡可能認為孩子比我們要怕冷，其實正好相反，孩子不僅不怕冷，反而更怕熱。

　　我家一位鄰居夏天的時候有了孫子，剛過滿月就發現孩子起了一身的濕疹，於是找我過去看看。我去他家一看孩子被包得嚴嚴實實，只露了個小臉兒，他們說生怕孩子被吹著凍著。這濕疹可是包出來的呀，我趕緊讓他們給孩子減少點衣被。

　　那個時候正好是長夏，也就是農曆的六月份左右，長夏在中醫五行中是屬土的，這個時節的氣候既熱又潮濕，每到此時人體就容易生濕邪，連很多成人都會感覺昏昏沉沉、大便粘膩不爽，更別提脾土虛弱的孩子了。鄰居家孫子給蓋得那麼嚴實，本來天氣就濕熱，孩子出了汗更是發不出去，孩子身上的濕邪之氣就更加嚴重，發出濕疹也就不足為奇了。

　　另外孩子生理上屬於「純陽之體」，也就是說小兒的陽氣相對比較旺盛。陽氣是生命的動力，同時也是抗病的主力軍。由於孩子的這種生理特徵，導致他們一旦生病，病邪就很容易從陽化熱，而且這個熱邪還容易化成火邪生為風邪。臨床上有很多孩子患上高燒等熱病就是由於這個原因，孩子高燒後還容易發生抽搐、昏厥等就是由於熱邪化火生風的緣故。我給鄰居講了孩子的這個特點，並提醒他們孩子其實是比大人更怕熱的，包得太嚴實不僅容易生濕疹，由于孩子出汗後腠理大開，還很容易引起感冒發燒。

　　那麼孩子應該怎麼正確地穿衣養護呢？我詳細給鄰居家講了小兒穿衣的要點。借用宋代陳文中《小兒病源方論》中的養子要訣就是：背暖、肚暖、足暖、頭涼、心胸涼。具體說來「背暖」就是後背一定要保護好，不要著涼。後背為足太陽膀胱經循行的地方，這條經是阻擋外邪入侵人體的「門戶」，並且後背為陽，督脈為陽脈之海走形于背部正中，最容易受到外邪的侵襲，因此孩子的後背是保護的重點。不僅是孩子，大人也應該保護好自己的後背，所以我常常告訴我的患者，如果遇到大風天氣，寧可迎著風走也不要背著風走。

　　「肚暖」就是說孩子的肚子一定要注意保暖。肚子是腸胃所在的地方，孩子本來腸胃就虛弱，很容易受涼，不注意保暖就會導致腹瀉、腹痛、胃痛、嘔吐等疾病。這裡的「暖」不僅是指要穿得暖，還要吃得暖，飲食不能過於寒涼。「足暖」則全身暖，寒濕邪氣的性質是趨向於下的，最是容易從腳入侵人體，因此孩子的腳也要穿得暖和和。頭為諸陽之會，心胸也是陽氣很旺盛的地方，孩子的體質本來就屬「純陽」，這兩個地方更是熱乎乎。說「頭涼、心胸涼」，其實並不是讓凍著，而是告訴大家這兩個地方一定不能捂得太熱。

　　家長在給孩子穿衣時一定要掌握上面提到的要訣，只有如此做才能夠掌握孩子的寒溫冷暖，避免孩子因過熱或過涼引發疾病。

2 孩子一生病就用藥，天生的免疫力被破壞

現在的孩子相當寶貴，身體一有個風吹草動，全家就跟著著急地往醫院跑，很多孩子小小年紀就吃了不少苦藥，雖然當時治好了病，但孩子卻更容易生病了。

記得有位奶奶帶著孫子來看病，她說孫子常感冒拉肚子，聽人說到我，決定過來調理一下。我讓她具體描述一下孩子平時是怎麼生病的，她說孩子時不時地就會打噴嚏、流鼻涕，一發現這種情況就給他趕緊吃感冒藥，生怕孩子發燒。另外她還觀察到孩子經常出現大便稀的情況，此時她又會給孩子吃消炎止瀉的藥。這個老太太講起來頭頭是道，言語間帶著點自豪感，覺得自己給孩子預防得及時。

我看這老太太自作主張地給孩子亂用藥，很擔心她把孩子的免疫力給破壞了，於是便毫不留情地打斷她，跟她說你這都是錯誤的思想。孩子出現打噴嚏、流鼻涕的症狀可不一定是感冒，這其實是過敏性鼻炎。感冒藥是抗病毒、抗細菌的，這種情況下你吃感冒藥不僅毫無用處，反而會破壞身體的免疫力。

即使孩子是真的感冒了，你經常給他吃這些抗病毒抗菌的藥，也會破壞孩子自身的抵抗力，不僅如此，這些藥經常吃還容易產生耐藥性，使體內的細菌越變越強大，而孩子的抵抗力卻越來越弱。細菌其實也是很「聰明」的，你不斷地用同一種方式去攻擊它們，它們就會對這種方式產生免疫，這樣醫師就不得不更換另一種更高級的藥物，如此循環下去，細菌強大到連頂級的藥物都沒法抵抗時你的病就無藥可救了，這種情況在醫院經常會見到。

再說說孩子大便稀的問題吧。我們的腸道本身就存在一個正常的菌群，孩

子腸道發育不完善，很容易出現菌群失調，此時就容易出現大便偏稀的症狀。遇到這種情況只要調整一下飲食，或者吃些調節腸道菌群的藥物就可以了。通常像這個孩子一樣，偶爾的大便偏稀只是腸道在自我調節，如果此時給孩子服用抗菌止瀉的藥物，反而會使失調的菌群更加混亂，長期如此腸道菌群被破壞，腸道的抵抗力也會下降。

名醫張景岳就說過，「小兒氣血未充，而一生盛衰之基全在幼時，此飲食之宜調，而藥餌尤當慎也」，其大意就是說孩子最好的調養方式就是食物。孩子的成長過程其實也是免疫力成長的過程，孩子剛出生時非常嬌嫩，與這個全新的世界還沒有任何交集，他們生病後與細菌病毒對抗的過程其實就是熟悉這個世界的過程，是學會與它們共存的過程，這也就是孩子容易發燒的原因。如果孩子能夠通過與疾病的對抗自行痊癒，那麼將來就會身強體壯。如果你非要通過藥物這種外力來幫助孩子，長大後身體自然不會健康。

孩子就像一顆小樹苗，還處在不斷地生長過程中，必須經歷風吹雨打才能茁壯成長，如果父母在孩子遇到困難時總是給予幫助，孩子自然不會成長壯大。孩子的身體也是同樣的道理，如果在孩子生病時經常伸出援手用藥物干預，孩子的身體自然不能抵抗這個世界的病菌。

3 孩子過早接觸電子產品，眼睛不好精神差

我經常對晚輩們說要適當地遠離電子產品，他們時常會不以為然地認為我是落後的「老古董」，卻並不知道我這麼說是有原因的。

我發現很多父母或爺爺奶奶帶孩子的方式都是抱著孩子自己看電視或玩手機、電腦，孩子是需要陪伴、教育的，可不是光看著就可以，而且這種帶孩子

的方式也是相當有問題。他們這種方式會使孩子過早地接觸電子產品，最先受危害的就是孩子的眼睛。

孩子的眼睛還處在發育狀態，形態尚不穩定，長時間盯著電子產品觀看，那種非自然的光線會刺激眼睛，對視網膜造成傷害。孩子的學習能力相當厲害，什麼事情都會照著身邊人的樣子做。如果家人觀看電子產品的方式不正確，也會影響到孩子，比如眼睛長時間距離電子產品過近，就很容易使孩子晶狀體變形，最後形成近視眼；觀看角度不正，又會使孩子形成斜視；經常躺著看電子產品又會使孩子形成散光。

中醫講「久視傷血」，就是說看東西久了會損傷陰血。肝主藏血，肝開竅於目，肝血上輸於目，目方能視。孩子氣血尚不充足，還要用這不充足的氣血來養護快速成長的身體，此時經常用眼去觀看屏幕上多彩的內容，會加劇肝血的消耗。陰血尚且不足以長養身體，又怎麼會來得及顧及眼睛是否血虛呢，所以孩子的視力才會更容易出問題。現在的青少年近視率很高，就是普遍的用眼過度造成的。

除了眼睛，其實電子產品影響最大的還是孩子的精神狀態。小孩本來就對這個世界充滿了好奇之心，電子產品展示的內容更是多彩多姿，連大人都無法抵抗它的吸引力，更何況是孩子呢。由於孩子的自律能力很差，過早地讓孩子接觸電子產品會使孩子沉溺于其中不能自拔，影響孩子的學習與成長。另一方面，孩子小的時候需要培養出專心致志的品質，電子產品內容豐富、形式多樣，很容易給孩子養成精力分散的狀態，稍大一些就會形成做事情精力不集中、沒有毅力、精神差等不良習慣。

中醫講脾是藏意主思的，脾氣足才能意志堅強，思維敏捷，而脾胃的強健在於運動。電子產品很容易吸引孩子的注意力，使孩子坐著長時間不活動，如此不僅會造成孩子體質虛弱，或者發為虛胖或者發為瘦弱；還會造成脾氣虛，導致孩子意志薄弱、思維遲緩、精神萎靡。

　　我雖然講了不少電子產品的壞處，但作為一種社會進步的產物，其實還是有很多的便利與好處的，這些我想大家比我要清楚得多，我就不再贅述。電子產品對於成人可能益處多多，但孩子年幼尚沒有形成健康的習慣，很容易被其紛繁的內容迷惑，因此我建議各位家長，在孩子學齡期前儘量少讓其接觸電子產品。

4 不讓孩子接地氣，孩子體質虛弱易得病

　　偶爾想起兒時的我們，家家戶戶都住在大院子裡，到處亂跑嬉戲，非常快樂。現在的孩子們成天住在高樓一個個的小格子裡，很少能體會到親近自然的感覺，孩子們身體越來越差，與此脫不了關係。

　　曾經有位年輕媽媽帶著女兒來看腳氣，她說孩子的腳氣總是反反復復發作，治好了沒多久就又出現了。女孩子長腳氣不優雅，長大了怕影響孩子的生活，於是就找到我這裡來治療。之後她很疑惑地問我：「我家裡也沒人有腳氣，孩子也沒有出去接觸其他地方，怎麼會得這個病呢？」我回答她說：「你家孩子這是五行缺土。」她聽我這麼說還以為我會算命，是在開玩笑，問我孩子還缺什麼，應該怎麼補救。

　　其實我既不會算命，也不是在開玩笑，女孩確實是五行缺土。五行中土是剋水的，屬於正常的五行特徵，孩子長腳氣在五行中講就是土不能剋水的表現。由於她住在高樓很少與土地接觸，五行中的「土」自然就會缺乏，「土行」虛弱就無法克制水，水就會肆意氾濫，流於雙足就會長成腳氣。以前人們總說，長腳氣的人只要脫了鞋到土地裡走幾圈就治好了，這個說法可是真的靈驗。

我給這個孩子開了些補土治水的藥，並囑咐孩子的媽媽多帶孩子出去玩耍，這位媽媽聽從我的意見，自那之後到現在孩子再沒長過腳氣。

　　現在兒科發熱的孩子如此眾多，與家長的調護不無關係。很多家長們自孩子出生後就很少讓孩子出門，生怕寶貝外出後受風寒生病。真是越怕什麼來什麼，這樣的孩子反而經常容易生病。「邪之所湊，其氣必虛」，這種容易生病的孩子就是因為表氣虛弱，不能抵擋邪氣的侵入所致。而表氣虛弱的原因就是沒有經受大自然的歷練。

　　隋代的名醫巢元方曾在《諸病源候論》中寫道：「凡天和暖無風之時，令母將抱日中嬉戲，數見風日，則血凝氣剛，肌肉硬密，堪耐風寒，不致疾病。若常藏在帷帳之內，重衣溫暖，譬如陰地之草木，不見天日，軟脆不任風寒。」這就是在教大家孩子的生活起居對體質強壯的重要性。家長們在風和日麗的時候應該讓孩子多出來接觸大自然的日光、和風，孩子嬌嫩的皮肉肌理只有經受自然之氣才能變得硬朗強健，才能夠抵禦外界的風寒邪氣。如果孩子經常是在室內抱著各種玩具和夥伴們玩耍，有空調、暖氣、房屋的遮蔽，從未經受過自然的洗禮，皮膚肌理肯定是虛弱得不堪一擊，稍感風寒就發作為病。

　　每個孩子都是家人手心的一塊寶，生怕拿出來摔壞了、碰碎了，但寶貝只有經歷世間的磨難才能真正成為「寶貝」。為了給孩子一個強壯的身體，家長們請抽些時間帶孩子多接觸大自然，與大自然親密交流，畢竟那將是他生活一輩子的場所。

5 誤把寒證當熱證，越吃越嚴重

　　大家都說小孩火力大，家長們從小就給孩子吃各種寒涼的食物，甚至有些

家長擅自當起了醫師，自行給孩子用藥，這些行為都給孩子的健康帶來了很大的隱患。

去年冬天有位奶奶帶著孫女來看咳嗽，女孩咳嗽了一個禮拜也沒好，奶奶帶著來我這裡吃中藥，我給開好了藥她們正要走，這位奶奶問我：「醫師，自從孩子開始咳嗽就給她吃梨、熬梨水喝，現在還要吃嗎？」

我一聽這話就心急了，孩子明明是肺寒引起的咳嗽，你還要給孩子吃寒涼的梨，這不是越吃越厲害嗎？我趕緊告訴這位奶奶一定不能再給孩子吃梨了。這孩子的咳嗽發生在冬天，而且清鼻涕直流，把脈時感覺小手冰涼，明顯是寒性咳嗽。寒性的病就要用熱性的藥來治療，因此我給孩子開的是溫肺止咳的中藥。梨是寒涼性質的食物，有潤肺止咳的功效，適用於燥熱咳嗽，寒性的咳嗽如果吃梨就相當於寒上加寒，加重病情。大家都聽說過孩子是「純陽之體」，但卻忽視了「稚陰稚陽」這一點。孩子體內的陽相對于陰來說旺盛一些，但是不管是相對虛弱的陰還是相對旺盛的陽，與正常的成人比起來都是不足的，都還是處於初生狀態，非常脆弱，因此稱之為「稚陰稚陽」，這個稚陰稚陽是需要好好養護的。好比小火苗，本來就比較微弱，如果還要不停地想法子撲滅它，這火苗一定旺不起來；但如果適當地給火苗添加柴火，它就會越燒越旺。「稚陰稚陽」就像這火苗，如果不斷地遭受打擊而不好好地養護，也長不成「大器」而影響孩子的身體健康；如果「稚陰稚陽」得到恰當地調養，陰陽也會越來越充足，陰陽足則身體健康。

疾病的寒熱對應的就是陰陽，寒性的病就是陽偏弱陰偏盛，熱性的病就是陰偏弱陽偏盛，治病就是在調理這陰陽。孩子如果生的是熱病，就要用涼藥來抑陽扶陰，若錯用熱藥就會使陽更旺陰更弱病情更重。孩子如果生的是寒性的病，就要用熱藥來抑陰扶陽，若錯用涼藥就會使陰更旺陽更弱病情加重。那位奶奶就是錯用了食物的偏性，導致孩子咳嗽加重。

我還遇到過一位媽媽，她家孩子經常打噴嚏、流清鼻涕，這位媽媽以為

孩子常感冒，一流鼻涕就給孩子吃抗生素治療感冒。暫且不說抗生素不能治療感冒，即使能夠治療，這孩子也不應該吃。我看過這個孩子，瞭解他經常打噴嚏、流清鼻涕是過敏性鼻炎的表現，而且是個寒性的鼻炎，應該用熱藥來治療。抗生素是屬於寒涼的藥物，反復給孩子吃不僅治不好這位媽媽所謂的「感冒」，反而會加重過敏性鼻炎，甚至有可能引起鼻竇炎。

看事物要看到其本質，治病也一樣要求本。上面的兩個例子還算是比較容易區分寒熱性質的，還有的孩子雖然看著是在流黃鼻涕、咳黃痰、發熱、生口瘡、便秘，但本質上卻是個寒性的疾病，因此家長們為了孩子的健康最好不要自行用藥。一位醫師學習這麼多年尚且會犯很多醫學性錯誤，何況是從未接觸醫學的你呢！

☆小兒小病用小方

可能都是因為家裡多半只有一個孩子的原因，現在的家長都有一個共同性，就是害怕孩子生病，一生病就想著帶孩子去醫院看病、打針吃藥。希望孩子快快好起來，自己也不耽誤正常的工作和生活。其實這種想法也有很多不合理的地方。

首先要說的是，一般孩子的小病，如感冒、積食、咳嗽、腹瀉等，完全可以通過中醫的方法調養康復，既相對安全又不傷身體。但是吃西藥、輸液，雖然能很快緩解症狀，但是帶給孩子的傷害是比中醫治療要大得多的。

比如說輸液，你帶孩子去看西醫，指數高了肯定是要輸液的。但是靜脈輸液用的液體都是屬陰的，性寒涼，反復輸液，容易對孩子身體的陽氣造成損害，長期累積下來，損傷孩子的肺脾腎三臟的陽氣，影響孩子的胃口，孩子就會出現不愛吃飯、吃了不消化、嘔吐腹瀉等症狀，導致孩子免疫力下降，抵抗力越來越差，孩子就更加容易得病，陷入「反復生病反復輸液」的惡性循環。

還有的家長總是把自己當作醫師。孩子感冒發燒是經常碰到的情況，但是90%的感冒是病毒感染造成的，西藥抗生素對病毒感染並沒有什麼作用。在沒有併發細菌感染的情況下，根本是不需要用任何抗生素的。可是很多家長不分青紅皂白，直接就上抗生素，結果病不見得好，還讓孩子身體有了耐藥性。英國曾經有過一篇報導提到，說大多數西醫感冒藥都含有15種危險成分，而在對兒童常用的69種感冒咳嗽藥的研究顯示，這些藥對治療疾病沒有明顯效果，但卻會出現過敏反應、影響睡眠以及引起幻覺等副作用，最嚴重的甚至會導致孩子死亡。

而中醫治療，因為療效好，副作用小，標本兼治，既能袪除在表的病邪，還能扶正固本，防止反復發作，所以在國外被稱為「綠色療法」。以至於現在很多外國人都不遠萬里來我們中醫院學習中醫、針灸、推拿，足以說明我們祖國醫學的有效性和安全性是被世界充分認可的。

說到這裡，我給各位做父母的朋友列一些我常用的食方和推拿方法，孩子生病了，對症施方，不光副作用小，而且對孩子還有保健養生的功效，能起到一舉兩得之效果。

1. 孩子風寒感冒，喝「薑糖飲」

薑糖飲，也就是生薑紅糖茶。只需要把生薑洗淨切絲，放入保溫杯中沖入沸水，加蓋浸泡5分鐘，加入紅糖溶化就可以了。生薑可以發汗解表、溫中止嘔。加上紅糖不僅可以調味，由於紅糖性溫，還能協同生薑一起發汗和胃。民間經常用這個方子防治淋雨受寒，驅散風寒的效果相當好。

2. 孩子風寒感冒發燒，「推三關」

推三關（圖18）是常用的退熱四穴之一。認識三關的穴位，首先要找到陽溪和曲池這兩個穴位。陽溪位於腕背橫紋的橈側，手拇指向上翹起時，兩個肌腱之間的凹陷中。曲池位於人體肘部彎曲時橫紋的凹陷處。三關的位置是一條線，位於前臂橈側，陽溪至曲池穴這兩個穴位所連接成的直線。

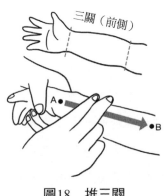

圖18　推三關

推的時候，用我們的拇指橈側面或食中指的指面，自手腕推向肘部，也叫推上三關。方向是從下往上的，一定不能記反。每次推100～300下，能起到快速退熱的效果。

3. 孩子風寒感冒頭疼，喝「蔥白豆豉湯」

取一段帶根須的蔥白，淡豆豉3克。將蔥白斜著切成小片，加入稱好的豆

豉，放入兩杯水，大火煮開以後，小火再煮5分鐘就可以。喝到微微出汗就好，不必全部都喝下，寒邪散去就達到目的了。一般感冒初期的頭痛用這個方子，效果都非常好。

4. 孩子風熱感冒，喝「三豆飲」

黃豆、綠豆、赤小豆等量，各取200g左右，一小把大概差不多，淘洗乾淨後用水浸泡到發漲，然後磨成三種豆混合型豆漿，喝的時候可以加一勺蜂蜜調味，每天給孩子喝兩次，早晚各一次。有辛涼解表、清熱解毒之功效。

5. 孩子風熱感冒發燒，清「天河水」

天河水（圖19）與三關一樣，也是成一條線。同樣也是先要找到兩個穴位，一個是總筋，一個是洪池。總筋位於手掌腕橫紋的中點。洪池位於肘橫紋的正中。天河水就是位於前臂內側中線上，總筋至洪池這兩個穴位的連線。推的時候用我們的食中指的指面用力，方向也是從手腕推向肘部。這個穴位也是每次推100至300遍左右，具體根據孩子的年齡、病情這些情況決定。

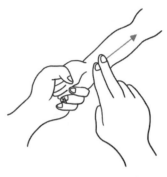

圖19　清天河水

6. 孩子風熱感冒咽痛，喝「金銀花竹葉水」

金銀花竹葉水，做法很簡單，只需要金銀花6g，竹葉6g，將上述兩味藥用1000毫升左右的開水泡開即可。可以放入一塊冰糖，口感會更好一些，孩子容易接受，同時還有清肺火潤燥的作用。

7. 孩子積食便秘，吃「糖炒山楂」

準備山楂250g，白糖6湯匙，白醋1湯匙。具體做法是把山楂全部清洗乾淨以後晾乾，用小刀把山楂兩頭的蒂去掉，再沿山楂橫著用刀劃一圈，將山楂掰開，取出裡面的果核。然後在鍋裡放一點水，能稍微淹過鍋底就好，然後倒入白糖，用中火將白糖溶化熬成糖漿，等到糖漿表面的大泡變成小泡泡，說明水

分已經揮發得差不多了，這時倒入白醋攪拌均勻後關火。最後把山楂倒入並不停地翻拌，大概5～6分鐘，待表面的糖漿變成白色的糖霜，放涼就可以了。可以每天餐後給孩子吃一點，一般2～3天後孩子就能逐漸恢復食欲。

8. 孩子濕疹過敏，敷「土茯苓」

中醫認為，濕疹大都跟脾胃和濕氣有關，所以土茯苓比較對症，它可以很好地利濕解毒、健脾胃、護肝臟。而且對孩子來說，外敷也比內服更加安全無害。先到中藥店買點兒土茯苓，把它研為細末，加上一點兒溫開水，外敷在長濕疹的地方，每天換3到4次。一般用藥一天后滲液就會減少，三天后可以見到痂皮，一週左右差不多就好了。

其實中醫對於兒科常見疾病的方法有很多，都是相對安全有效的，不過需要辨證施方，因為孩子和孩子的體質不同、患病的階段和嚴重程度不同，所以用藥的種類和藥量皆有很大區別。大家只需要記住一些常用的小方，以便在孩子生病時能產生治療和緩解病情的效果即可，剩下的可以到當地找口碑好的兒科中醫看診。

Note

國家圖書館出版品預行編目資料

中醫大師教你9招斷病根/ 沈紹功著. -- 初版.
-- 新北市 : 世茂, 2019.04
　面；　公分. -- (生活健康；B457)
ISBN 978-957-8799-72-1(平裝)

1.中醫　2.養生

413.21　　　　　　　　108002098

生活健康B457

中醫大師教你9招斷病根

作　　者／沈紹功
主　　編／陳文君
責任編輯／曾沛琳
封面製作／林芷伊
出 版 者／世茂出版有限公司
地　　址／(231)新北市新店區民生路19號5樓
電　　話／(02)2218-3277
傳　　真／(02)2218-3239（訂書專線）、(02)2218-7539
劃撥帳號／19911841
戶　　名／世茂出版有限公司
世茂網站／www.coolbooks.com.tw
排版製版／辰皓國際出版製作有限公司
印　　刷／祥新印刷股份有限公司
初版一刷／2019年4月

ＩＳＢＮ／978-957-8799-72-1
定　　價／350元